Lukas Trampedach

Der Nationale Aktionsplan

Kann er die Gesundheitskompetenz der Bevölkerung verbessern?

Bibliografische Information der Deutschen Nationalbibliothek:

Die Deutsche Nationalbibliothek verzeichnet diese Publikation in der Deutschen Nationalbibliografie; detaillierte bibliografische Daten sind im Internet über http://dnb.d-nb.de abrufbar.

Impressum:

Copyright © Science Factory 2019

Ein Imprint der Open Publishing GmbH, München

Druck und Bindung: Books on Demand GmbH, Norderstedt, Germany

Covergestaltung: Open Publishing GmbH

Inhaltsverzeichnis

Abstract

Das Ziel der vorliegenden Bachelorarbeit ist die Beantwortung der Forschungs-frage, ob der Nationale Aktionsplan Gesundheitskompetenz eine Chance zur Ver-besserung der Gesundheitskompetenz der deutschen Bevölkerung darstellt. Hier-zu werden zunächst die Begriffe Gesundheitskompetenz, Gesundheitsförderung und Setting erläutert. Anschließend wird der aktuelle Stand der Gesundheits-kompetenz innerhalb der deutschen Bevölkerung, anhand des Health Literacy Survey Germany und Nationalen Aktionsplans Gesundheitskompetenz dargestellt. Dieser wird im Anschluss kritisch reflektiert und die Forschungsfrage beantwor-tet. Abschließend werden Handlungsempfehlungen gegeben.

Abbildungsverzeichnis

Danksagung

Die Studienzeit am Europa Campus behalte ich als sehr erfüllend und lehrreich in Erinnerung.

Auch möchte ich mich für die umfangreichen Informationen meiner Betreuer, Prof. Dr. Volker J. Kreyher und Dr. med. Darius Khoschlessan, bedanken. Ihre Betreuung war sehr hilfreich und ich konnte durch sie die Inhalte der Arbeit weiter vertiefen und konkretisieren.

1 Einleitung

1.1 Hinführung zur Thematik

Damit Bürger, Patienten und Versicherte das Gesundheitssystem angemessen nutzen können, müssen diese in der Lage sein die Informationen des Gesundheitssystems zu verstehen, zu befolgen und diese zu bewerten. Auch müssen sie die Fähigkeit besitzen, ihren Gesundheitszustand richtig einzuschätzen und ihr gesundheitliches Verhalten zu reflektieren. Sie müssen fähig sein, ihre Symptome richtig zu beschreiben, einen Beipackzettel zu verstehen und ärztliche Anweisungen innerhalb einer Therapie zu befolgen. Aber nicht nur im Gesundheitssystem, sondern auch im Alltag der Personen, im Berufsleben und zu Hause müssen Entscheidungen zur Gesundheit getroffen werden können. Diese Zusammenfassung der Anforderungen und Fähigkeiten wird Gesundheitskompetenz genannt. Allgemein beschreibt sie die Fähigkeit mit gesundheitsrelevanten Informationen angemessen umzugehen (vgl. Kickbusch et al. 2013, 5).

Gesundheitskompetenz ist die Übersetzung des englischen Begriffs Health Literacy. Sie umfasst die Bereiche der Gesundheitsbildung und der Gesundheitsmündigkeit. Health Literacy wird als die Gesamtheit der kognitiven und sozialen Fähigkeiten von Personen definiert, ihr Leben gesundheitsförderlich zu gestalten (vgl. WHO 1998, 10). Die Gesundheitskompetenz ist ein Teil der Gesundheitsförderung und wird dabei als Schlüsselkompetenz angesehen, um sich gesundheitsförderlich zu verhalten (vgl. Schaeffer et al. 2016a, 6).

Das Ziel der Gesundheitskompetenz stellt dabei das Empowerment (Selbstbefähigung) der Bevölkerung und des Individuums dar, für die Gesundheit in allen Lebensbereichen selbstständig tätig zu werden (vgl. Schaeffer et al. 2016b, 1). Das Wissen der Gesundheitskompetenz innerhalb der Deutschen Bevölkerung ist gering. Dies zeigen Ergebnisse der European Health Literacy Survey und der zusätzlich in Deutschland durchgeführten Health Literacy Survey Germany. Durch diese Studien wurden erstmalig Daten im Bezug zur deutschen Gesundheitskompetenz erhoben. Auch wurde damit eine empirische Grundlage geschaffen, um fundierte Interventionen durchführen zu können. Erhoben wurden die Daten durch den HLS-EU-Q47 Fragebogen, der im Anhang der Arbeit zu finden ist. Mit ihm wurden 2.000 Menschen ab dem 18 Lebensjahrüber über den persönlichen Stand ihrer Gesundheitskompetenz befragt. Betrachtet man die Ergebnisse der Health Literacy Survey Germany, verfügen 54,3 Prozent der Deutschen über eine eingeschränkte Gesundheitskompetenz (vgl. Schaeffer et al. 2016c, 40, vgl. Fragebogen

2017). Die Ergebnisse des Gesundheitsreports von Stada zeigen, dass sogar bis zu 66 Prozent der jungen Erwachsenen Bürger in Deutschland über eine inadäquate Gesundheitskompetenz verfügen (vgl Stada 2017, 10).

Mehr als die Hälfte der deutschen Bevölkerung sieht sich vor großen Schwierigkeiten, mit gesundheitsrelevanten Informationen angemessen umzugehen. Menschen die über eine eingeschränkte Gesundheitskompetenz verfügen, haben außerdem Orientierungsschwierigkeiten im Gesundheitssystem, kennen nicht die richtigen Ansprechpartner, werden häufiger in Krankenhäuser eingewiesen und müssen häufiger den ärztlichen Notdienst in Anspruch nehmen. Ein weiterer Punkt ist, dass Personen mit einer geringen Gesundheitskompetenz einen schlechteren Gesundheitszustand haben, als solche die über eine bessere Gesundheitskompetenz verfügen (vgl. Schaeffer et al. 2016d, 40).

Diese Punkte wirken sich belastend auf das deutsche Gesundheitssystem aus. Nach Angaben der Weltgesundheitsorganisation, werden durchschnittlich zwischen drei und fünf Prozent der Ausgaben des Gesundheitssystems durch eine unzureichende Gesundheitskompetenz verursacht. Auf Deutschland bezogen, wären dies zwischen neun und 15 Milliarden Euro pro Jahr (vgl. Schaeffer et al. 2018, 10f.). Mit diesem Hintergrund wurde am 19. Februar 2018 der Nationale Aktionsplan Gesundheitskompetenz verabschiedet. Dieser Aktionsplan wurde anschließend von Vertretern aus Politik, Wissenschaft und Praxis diskutiert und kommentiert. Insgesamt haben sechzig Entscheidungsträger über die Handlungsschwerpunkte und Empfehlungen gesprochen. Der Aktionsplan soll als Leitfaden dienen und durch die Unterstützung der Allianz für Gesundheitskompetenz in die Praxis umgesetzt werden. Die Allianz für Gesundheitskompetenz ist ein Zusammenschluss von 14 Akteuren des Gesundheitswesens, die sich in einer gemeinschaftlichen Erklärung dazu verpflichtet haben, das Gesundheitswesen nachhaltig zu verbessern und zu entwickeln (vgl. Allianz für Gesundheitskompetenz 2017). Eine Übersicht der Akteure befindet sich in Kapitel 4.1 der Arbeit.

1.2 Zielformulierung und Forschungsfrage

Die folgende Arbeit befasst sich mit der Thematik der Gesundheitskompetenz. Ziel der Arbeit ist es, anhand der Health Literacy Survey Germany, den aktuellen Stand der Gesundheitskompetenz innerhalb der deutschen Bevölkerung darzustellen. Darüber hinaus soll auf die Gesundheitsförderung eingegangen werden. Zusätzlich werden Kernaussagen zum aktuellen Stand der Gesundheitsförderung in Deutschland getroffen. Innerhalb der Arbeit soll die Forschungsfrage beantwortet werden, ob der Nationale Aktionsplan Gesundheitskompetenz eine Chance zur Verbesserung der Gesundheitskompetenz in Deutschland darstellt.

Die Eingrenzung der Forschungsfrage bezieht sich auf die aktuellen Ergebnisse der oben genannten Studie und auf den Nationalen Aktionsplan Gesundheitskompetenz, dessen Handlungsfelder und die dazugehörigen Empfehlungen, eine Verbesserung der Gesundheitskompetenz der deutschen Bevölkerung herbeiführen sollen. Zur Beantwortung der Forschungsfrage werden die Themenfelder Gesundheitskampagnen, Setting, Gesundheitsmarketing, Patientenorientierung, E-Health und Informationsorientierung hinzugezogen.

1.3 Methodisches Vorgehen

Zu Beginn der Arbeit sollen wichtige Begriffe wie Gesundheitsförderung oder Gesundheitskompetenz, genauer erläutert werden. Dazu wird im Kapitel Gesundheitskompetenz auch auf das Stufenmodell nach Don Nutbeam eingegangen. Im nächsten Kapitel wird der Begriff der Gesundheitsförderung definiert. Dabei auch auf die Sichtweise der Salutogenese und auf die Ottawa-Charta der Weltgesundheitsorganisation eingegangen. Die Begriffe Setting und Prävention stellen im Rahmen der Gesundheitsförderung wichtige Tools dar, daher werden sie im Anschluss in eigenen Kapiteln genauer dargestellt. Im zweiten Teil der Arbeit wird der aktuelle Stand der Gesundheitskompetenz in Deutschland dargestellt. Dazu wird zunächst auf die HLS-Ger Studie genauer eingegangen. Es wird dargestellt, aus welchem Hintergrund diese Studie entstanden ist und welche Aussagen zu den Ergebnissen getroffen werden können. Außerdem wird auf die Gesundheitsreporte von Stada aus den Jahren 2014 bis 2017 eingegangen. Sie sollen die Ergebnisse des Health-Literacy-Germany untermalen. Im Anschluss wird der aktuelle Stand der Gesundheitsförderung in Deutschland erläutert.

Darauf folgend wird die Patientenorientierung erläutert. Es wird zusätzlich dargestellt, wie sich diese verändert hat und welche Faktoren sie beeinflussen. Auch epidemiologische Veränderungen werden dargestellt. Mittlerweile sind chronische Erkrankungen in allen gesellschaftlichen Schichten weit verbreitet und verursachen hohe Kosten. Auch auf die Funktionen von Gesundheitskampagnen und Gesundheitsmarketing, wird innerhalb der Arbeit eingegangen. Es wird zudem gezeigt, welche Faktoren dabei zu beachten sind.

Der nächste der Arbeit beschäftigt sich mit dem Nationalen Aktionsplan Gesundheitskompetenz. Es wird erklärt aus welchem Hintergrund er entstanden ist und welche Handlungsfelder und Empfehlungen innerhalb des Aktionsplans vorgeschlagen werden. Zudem wird die Bedeutung der Gesundheitskompetenz im Ausland erläutert. Dazu werden Beispiele aus der USA und den Niederlanden näher erläutert. Abschließend wird auf die Electronic Health und die sich verändernde Informationsorientierung eingegangen. Sie stellt eine Chance bei der Verbreitung von gesundheitsbezogenen Informationen dar, jedoch gilt es bestimmte Faktoren zu beachten.

Der letzte Teil der Arbeit fasst den Inhalt aus Teil vier zusammen und reflektiert diesen kritisch. Beendet wird die Arbeit mit der Beantwortung der Forschungsfrage und der Darstellung von möglichen Handlungsempfehlungen, bezüglich des Nationalen Aktionsplans Gesundheitskompetenz. Es sollen dabei mögliche Schwachstellen aufgegriffen werden und Chancen gezeigt werden, wie die Gesundheitskompetenz gefördert werden kann.

2 Definition der Schlüsselbegriffe

2.1 Gesundheit Definition

Die am weitesten verbreitete Definition von Gesundheit wurde Weltgesundheitsorganisation (WHO) geschaffen und beschreibt Gesundheit als einen Zustand des
vollkommenen körperlichen, geistigen und sozialen Wohlbefindens und nicht nur
allein durch das Fehlen von Krankheit und Gebrechen. „Health is a state of com-
plete physical, mental and social well-being and not merely the absence of disease
or infirmity." (WHO 1946, 1).

Diese Definition von Gesundheit ist sehr weitreichend, da sie sowohl die physi-
sche, die psychische, als auch die soziale Dimension umfasst. Das Ziel des völligen
Wohlbefindens ist gültig für alle Menschen (vgl. Bandelow 2005, S. 184). Der So-
zialwissenschaftlicher Klaus Hurrelmann beschreibt Gesundheit als einen Zustand des objektiven und subjektiven Befindens einer Person, der vorhanden ist,
wenn die Person sich in den physischen, psychischen und sozialen Aspekten ihrer
Entwicklung im Einklang befindet (vgl. Willig 2013a). Die Gesundheit ist ein nicht
selbstverständliches Gleichgewicht von Risiko- und Schutzfaktoren. Gelingt das
Gleichgewicht, kann dem Leben Sinn und Freude abgewonnen werden. Es ist eine
bedeutet produktive Entfaltung der individuellen Fähigkeiten und Potenziale (vgl.
Willig 2013b).

2.2 Gesundheitskompetenz Definition

Gesundheitskompetenz ist die Übersetzung des englischen Begriffs Health Literacy und wird als die Fähigkeit gesehen, mit gesundheitsrelevanten Informationen angemessen umzugehen (vgl. Schaeffer et al. 2017a, 6). Health Literacy wird
als die Gesamtheit der kognitiven und sozialen Fähigkeiten definiert, die Personen
dazu aktiviert, ihre persönliche Lebensführung gesundheitsförderlich zu gestalten. „Health literacy represents the cognitive and social skills which determine the
motivation and abillity of individuals to gain access to, undertand ans use Information in ways which promote and maintain good health." (WHO 1998, 10).

Gesundheitskompetenz ist ein Teil der Gesundheitsförderung und wird als
Schlüsselkompetenz angesehen, um sich gesundheitsförderlich zu verhalten (vgl.
Schaeffer et al. 2016, 6). Sie ist verbunden mit der Bildung und umfasst das Wissen und die Kompetenzen, die Personen in Bezug auf relevante Gesundheitsinformationen haben sollen. Sie dienen dazu, im Alltag angemessene gesundheitli-

che Entscheidungen treffen zu können (vgl. Kickbusch et al. 2013, 6). Der Begriff der Gesundheitskompetenz wurde 1974 erstmals in der Literatur verwendet. Der Hintergrund war die hohe Analphabeten-Rate in den USA. Über zwanzig Prozent der Erwachsenen amerikanischen Bevölkerung erreichte lediglich das niedrigste Literalitäts-Niveau und hatte massive Schwierigkeiten im Umgang mit schriftlichen Informationen. Dies führte zu der Frage, ob diese Bevölkerungsgruppe den Ansprüchen des Gesundheitssystems gewachsen war. Beispielsweise einen Terminzettel des Arztes richtig zu lesen oder die Packungsbeilage von Medikamenten korrekt zu verstehen. Gesundheitskompetenz wird zunehmend als wichtige Voraussetzung betrachtet, die eigene Gesundheit zu erhalten und sich im bei einer Erkrankung zielgerichtet durch das Gesundheitssystem bewegen zu können. Zudem hilft sie Patienten, aktiv an der Behandlung und der Wiederherstellung der Gesundheit mitzuwirken (vgl. Schaeffer 2017c, 6).

Das am häufigsten verwendete Model, zur Darstellung der Gesundheitskompetenz, ist das Stufenmodell des amerikanischen Hochschulprofessors Don Nutbeam (vgl. Soellner et al. 2009a, 107). Das Modell stellt die Gesundheitskompetenz als einen Zusammenhang von persönlichen Fähigkeiten dar, die es erlauben, sich im Gesundheitssystem erfolgreich zu bewegen. Innerhalb dieses Stufenmodells ordnet Nutbeam die Fähigkeiten drei aufeinander aufbauenden Stufen der Gesundheitskompetenz zu (vgl. Soellner et al. 2009b, 107).

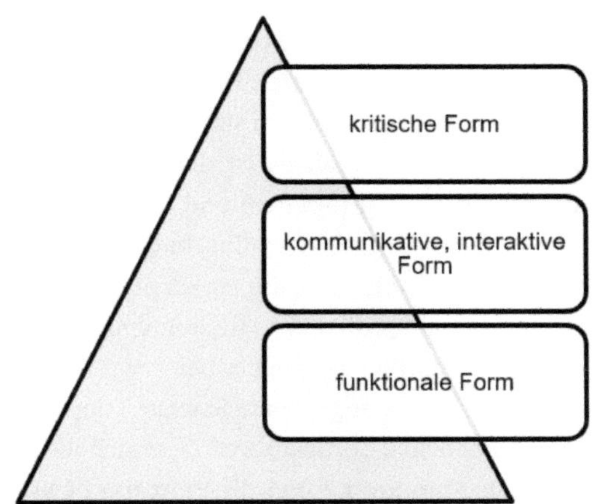

Abbildung 1: Stufenmodell der Gesundheitskompetenz nach Nutbeam (vgl. Soellner et al. 2009, eigene Darstellung)

Die unterste Stufe ist die funktionale Ebene. Auf dieser Ebene verfügt die Person über ein grundlegendes Lese- und Textverständnis, um simple gesundheitsbezogene Informationen zu verstehen. Ein Bespiel wäre hier unter anderem der Terminzettel eines Arztes. Die funktionale Gesundheitskompetenz ermöglicht den Personen eine erfolgreiche Anpassung an die vorhandenen Strukturen, welche beispielsweise durch das Gesundheitssystem vorgegeben werden (vgl. Soellner et al. 2009c, 107). Die interaktive Ebene, stellt die mittlere Ebene dar. Auf dieser Ebene verfügt die Person über kognitive und soziale Fähigkeiten, um den Informationsgehalt aus verschieden kommunikativen Botschaften herauszufiltern. Das erworbene Wissen, kann die Person anschließend in verschiedenen Lebenssituationen anwenden. Die Herausbildung dieser interaktiven Gesundheitskompetenz ist von dem Umfeld der Person abhängig. Es sollte die Person dabei motivieren und unterstützen (vgl. Soellner et al. 2009d, 107f.). Die Kritische Ebene ist die oberste Ebene des Modells. Auf der kritischen Ebene besitzt die Person zusätzliche Fähigkeiten, um Sachverhalte kritisch zu hinterfragen. Ausgehend von dieser Basis, können Individuen oder Gruppen ein erhöhtes Maß an Selbstbestimmung erlangen und dieses auf ihre persönliche Gesundheit übertragen. Es ermöglicht den Aufbau einer gesunden und selbstbestimmenden Lebensweise (vgl. Soellner et al. 2009e, 108).

2.3 Gesundheitsförderung

Gesundheitsförderung (Health Promotion) ist ein Prozess, allen Menschen ein höheres Maß an Selbstbestimmung über ihre individuelle Gesundheit zu geben, um sie dadurch zu aktivieren, ihre einige Gesundheit zu stärken. Das Ziel stellt das Erreichen eines umfassenden Wohlbefindens dar. Es ist daher notwendig, dass Individuen und Gruppen ihre Bedürfnisse wahrnehmen und befriedigen können, um ihre individuelle Umwelt zu meistern (vgl. Ottawa-Charta 1986, 1). „Gesundheitsförderung bezeichnet alle Eingriffshandlungen, die einem Ausbau von individuellen Fähigkeiten der Lebensbewältigung dienen." (Hurrelmann et al. 2014a, 14). Gesundheitsförderung ist eine Promotionsstrategie, bei denen der Mensch, durch die Verbesserung seiner Lebensbedingungen, eine Stärkung der individuellen gesundheitlichen Potenziale erleben soll. Zurückführen lässt sich diese Unterteilung auf den Sozialforscher Aron Antonovsky (vgl. Hurrelmann et al. 2014b, 13).

Antonovsky definiert die Krankheit als einen Bestandteil des Lebens mit dem Begriff der Heterostase. Er beschreibt die Heterostase als einen Zustand des Ungleichgewichts. Dieses Ungleichgewicht wird durch Stressoren verursacht, die im gesamten Leben allgegenwärtig sind. Stressoren sind dabei nicht nur schädliche Einflüsse, sie können zudem auch heilsame Potenziale aufweisen. (vgl. Antonovsky 1997, 30). Das Kernstück des salutogenetischen Modells sind Fähigkeiten, die es dem Individuum ermöglichen, Spannungen auszugleichen um dadurch die Gesundheit einzuleiten. Er beschreibt sie als Widerstandsressourcen (vgl. Büssers 2009a 8ff.). Das Modell der Salutogenese sucht nicht nach der Heilung von Krankheiten, sondern nach der Entstehung von Gesundheit. Anto-novsky stellte sich dabei die Frage, wie Gesundheit entsteht und was Menschen trotz äußerer Belastungen gesund bleiben lässt. Das Zentrum des Modells bildet das Kohärenzgefühl (Sense of Coherence) (vgl. Büssers 2009b, 12). Es ist das Vertrauen in die eigenen Fähigkeiten, die es ermöglichen, das Leben im Gleichgewicht zu halten. Dieses Vertrauen entwickelt sich in der Jugend und wirkt sich auf das gesamte spätere Leben aus. Das Kohärenzgefühl verdeutlicht, dass die Gesundheit im Menschen selbst zu suchen ist. Es wird in die drei Elemente Sinnhaftigkeit, Handhabbarkeit und Verstehbarkeit unterteilt (vgl. Steinbach 2007, 121). Die Verstehbarkeit erlaubt es Menschen, Informationen klar und verständlich einzuordnen. Die Handhabbarkeit ist das innere Vertrauen darauf, dass im Leben jede Situation gemeistert werden kann. Die Sinnhaftigkeit ist die Überzeugung, dass alle Ereignisse im Leben einen Sinn haben (vgl. Büssers 2009c, 13).

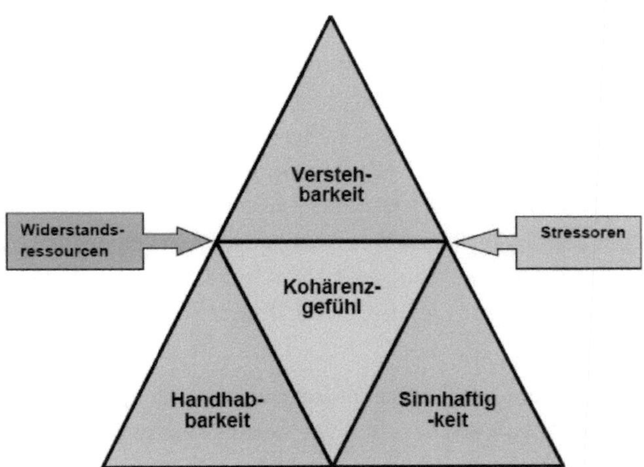

Abbildung 2: Salutogenese-Modell
(vgl.Salutogenese 2015, eigene Darstellung)

Gesundheitsförderung orientiert sich vor allem am dem Ziel, die Gesundheit zu vermehren, um Gestaltungsmöglichkeiten für eine gesundheitsorientierte Lebensführung zu öffnen. Es ist es wichtig die bestehenden Kompetenzen zu stärken und ein konstruktives gesundes Verhalten zu fördern. Die Förderung der Kompetenzen Problemlösung, Kommunikation und soziale Kompetenzen, werden dabei priorisiert (vgl. Reineke et al. 1997, 149). Das gemeinsame Ziel der Krankheitsprävention und Gesundheitsförderung ist das erzielen eines individuellen und kollektiven Gesundheitsgewinns. Dies soll zum einen durch die Verringerung von Erkrankungen und zum anderen durch die Förderung von gesundheitlichen Ressourcen geschehen (vgl. Hurrelmann et al. 2014c, 13).

Die WHO vereinbarte zusammen mit ihren Regionalbüros im Jahr 1977 ein gemeinschaftliches und übergeordnetes Ziel der Gesundheit für alle. Jedem Menschen sollte in Aussicht gestellt werden, ein gesundheitliches Niveau zu erreichen (vgl. Kickbusch et al. 1986, 11). Die Ottawa-Charta definierte die Gesundheit als ein Ergebnis von Selbstbestimmung und der Chance, sich für die individuellen Bedürfnisse und Wünsche erfolgreich einzusetzen, um die eigene Lebenswelt mitgestalten zu können (vgl. Kickbusch et al. 1986, 1).

2.4 Prävention

Prävention ist im Bereich des Gesundheitswesens ein Oberbegriff für zielgerichtete Maßnahmen und Aktivitäten, um Krankheiten zu vermeiden oder das Risiko von Erkrankungen zu verringern (vgl. Bundesministerium für Gesundheit 2015a). Seinen Ursprung der Begriff in der Krankheitsprävention. „Krankheitsprävention bezeichnet alle Eingriffshandlungen, die dem Vermeiden des Eintretens oder des Ausbreitens einer Krankheit dienen." (Hurrelmann et al. 2014, 13). Der Begriff stammt aus der Sozialmedizin des 19. Jahrhunderts und entwickelte sich aus dem Hintergrund der sozialen Hygiene und Volksgesundheit. Unterteilen lässt sich der Begriff der Prävention nach dem Zweitpunkt der eingesetzten Maßnahmen, sowie in das individuelle Verhalten und die Lebensverhältnisse (vgl. Bundesministerium für Gesundheit 2015b).

Primäre Prävention hat zum Ziel, die grundsätzliche Entstehung von Krankheiten zu verhindern. Vor allem Volkskrankheiten wie beispielsweise Diabetes mellitus Typ 2, Herzkreislauferkrankungen, aber auch Rückenschmerzen, können in den meisten Fällen durch eine gesundheitsbewusste Lebensweise und gesundheitsförderliche Lebensbedingungen vermieden werden (vgl. Bundesministerium für Gesundheit 2015c) Zu primär präventiven Faktoren zählt unter anderem eine gesunde Ernährung, ausreichende sportliche Aktivitäten und eine gute Stressbewältigung. Aber auch Impfungen und geschützter Geschlechtsverkehr zählen zu primär präventiven Maßnahmen (vgl. Bundesministerium für Gesundheit 2015d). Die sekundäre Prävention ist die Früherkennung von Krankheiten. Die Erkrankungen soll in einem möglichst frühen Stadium erkannt werden, um eine gezielte Therapie rechtzeitig einleiten zu können. Heutzutage ist eine Abgrenzung zur primären Prävention nicht immer möglich. Ein Beispiel, um diese Aussage zu verdeutlichen, ist die Darmkrebsfrüherkennung. Es ist im Regelfall eine Maßnahme der Krankheitsvermeidung. Daher eine Form der primären Prävention, sofern bei dieser Untersuchung die Vorstufe einer Krebserkrankung entdeckt und entfernt wurde. Wird jedoch eine bereits eingetretene Krebserkrankung im Frühstadium entdeckt, handelt es sich bei dieser Maßnahme um einen sekundär präventiven Eingriff im Verständnis der Krankheitsfrüherkennung Maßnahmen der sekundären Prävention wären unter anderem Vorsorgeuntersuchungen (vgl. Bundesministerium für Gesundheit 2015e). Die tertiäre Prävention hat das Ziel, die Folgen von Krankheiten zu mindern und einen Rückfall oder eine Verschlimmerung von Krankheiten zu vermieden. Die tertiäre Prävention ist nahezu identisch mit der Rehabilitation (vgl. Bundesministerium für Gesundheit 2015f).

Die Verhaltensprävention bezieht sich unmittelbar auf Personen und ihr individuelles Verhalten. Hierunter fallen alle Maßnahmen zur Stärkung der Gesundheitskompetenz. Ziel ist es, Risikofaktoren durch falsches oder riskantes Verhalten zu reduzieren. Die Verhältnisprävention bezieht sich auf die allgemeinen Lebensumstände der gesamten Bevölkerung. Dazu zählen unter anderem die Lebens- und Arbeitsverhältnisse, wie beispielsweise das Einkommen, das Umfeld oder die Bildung. Aber auch auf andere Faktoren, die die Gesundheit der Gesellschaft beeinflussen können. Ein anderes Beispiel wäre das Rauchverbot in Gaststätten (vgl. Bundesministerium für Gesundheit 2015g).

2.5 Setting

Der Begriff Setting (Rahmen) ist ein Zusammenhang der Lebensräume, in denen sich Personen während ihres Alltags aufhalten.

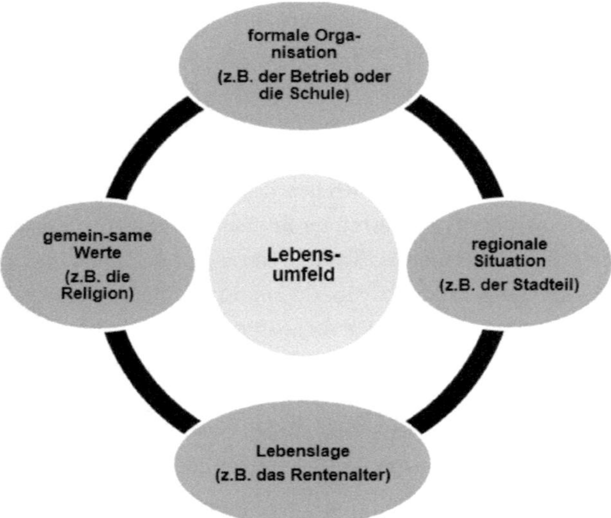

Abbildung 3: Lebensraum im Setting
(vgl. Hartung et al. 2015, eigene Darstellung)

Dieser Rahmen drückt sich durch die formale Organisation aus, die regionale Situation, die Lebenslage und die gemeinsamen Werte und Präferenzen (vgl. Hartung et al. 2015a). Setting beschreibt allgemein ein überschaubares sozialräumliches System (vgl. BzgA 2006, 297). Die erste schriftliche Darstellung des Setting-Ansatzes fand analog mit der Ottawa-Charta zur Gesundheitsförderung im Jahr 1986 statt. Die Beschreibung von konkreten gesundheitsfördernden Settings stellte einen wichtigen Schritt zur Einführung von gesundheitsförderlichen Maßnahmen dar (vgl. Altgeld 2004a, 27). „Gesundheitsförderung unterstützt die Entwicklung von Persönlichkeit und sozialen Fähigkeiten durch Information, gesundheitsbezogene Bildung sowie die Verbesserung sozialer Kompetenzen und lebenspraktischer Fertigkeiten." (Who 1986, 4).

Der Schlüsselbegriff ist Empowerment (Selbstbefähigung). Aus der Sicht der Politik sollen gesundheitsförderliche Rahmenbedingungen geschaffen werden, um so die Chancengleichheit zur fördern. „Gesundheit ist kein abstraktes Ziel, sondern muss hergestellt und aufrechgehalten werden." (Altgeld 2004b, 27). Im Unterschied zur klassischen Gesundheitserziehung werden innerhalb des Setting-Ansatzes nicht die Personen und ihr individuelles Verhalten hervorgehoben, sondern das soziale System selbst. Jedoch können einzelne Gesundheitsprobleme oder Risiken innerhalb dieses Systems anvisiert werden. Durch den Setting-Ansatz lassen sich individuelle und umweltbezogene Maßnahmen verbinden (vgl. Altgeld 2004c, 27). Die Kernstrategien in der Setting-Arbeit, sind der Einbezug und die Beteiligung aller relevanten Gruppen in den Setting-Kontext. Zunächst wird die Ausgangssituation mit den Beteiligten analysiert. Darauf folgend werden Maßnahmen gebildet, welche im Anschluss durchgeführt werden. Ist die Durchführung beendet, werden die Maßnahmen und der Erfolg ausgewertet und analysiert. (vgl. Altgeld 2004d, 27f.) Um die Maßnahmen der Gesundheitsförderung optimal zu planen, wurden verschiedene Methoden und Modelle entwickelt. Alle beruhen auf den Prinzipien des Public Health Action Cycles.

> Die zentralen Punkte sind die Problemdefinition, die Strategie- und Zielformulierung, die Durchführung und die Auswertung. Ein schriftlich fixierter Plan soll die festgelegten Ziele und Maßnahmen aufzeigen. Zudem soll er auch einen Plan über den zeitlichen Ablauf, mit den jeweiligen Zwischenzielen, einen Finanzierungsplan, die Zuordnung der Verantwortlichkeiten, die Form der Evaluierung und die Präsentation der Ergebnisse beinhalten (vgl. Dorner. 2018a, 200f.).

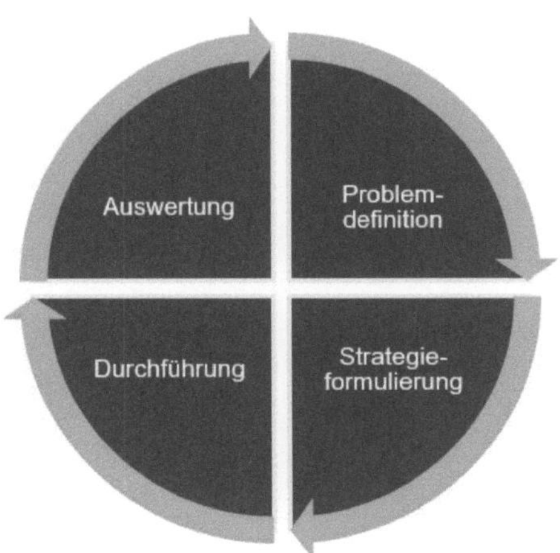

Abbildung 4: Public-Health-Action-Cycle
(vgl. Hartung et al. 2015, eigene Darstellung)

Zunächst werden bei Erstellung des Plans mehrere Schlüsselphasen festgelegt. Ein Beispiel hierfür wäre die Feststellung des Gesundheitsbedarfes, indem die gesundheitlichen Bedürfnisse anhand von vorher festgelegten Kriterien erhoben und priorisiert werden. Anschließend werden generelle und spezifische Ziele formuliert. Generelle Ziele legen fest, was mit dem Projekt grundsätzlich erreicht werden soll. Die spezifischen Ziele beschreiben, welches Teilziel, wann erreicht werden soll. Ist dieser Schritt vollzogen, werden die Strategien und Methoden anhand der spezifischen Ziele ausgewählt, um sie optimal zu erfüllen. Danach werden wie notwendigen Ressourcen ermittelt und beschafft. Die Evaluierung der Ergebnisse ist zusätzlich wichtig, um eine zukünftige Verbesserung und Optimierung des Projektes zu ermöglichen (vgl. Dorner. 2018b, 200ff.)

Bei der Erhebung des gesundheitlichen Bedarfs im Setting, werden auch gesundheitliche Ressourcen und Probleme erfasst. Dabei sind objektive Daten genauso relevant wie die subjektiven Bedürfnisse. Außerdem wird eine spezifische Problembeschreibung durchgeführt. Die Planung entwickelt eine konkrete Strategie, wie das Problem behoben werden soll. Die Überlegung wird schriftlich festgehalten und gemeinsam mit den Kooperationspartnern geplant (vgl. Gold et al. 2010a, 8). Die spezifischen Ziele sollen messbar, erreichbar, realistisch und terminiert sein (smart) (vgl. Dorner. 2018c, 203). Bei der Durchführung werden wie vorher festgelegten Strategien verwendet. Die Evaluation der Ergebnisse wird anhand vorher festgelegter Ergebnisse gemessen und bewertet. Die Evaluation untersucht die Wirkung einer Maßnahme und zeigt zudem, ob die Maßnahme verbessert werden muss oder unwirksam war. Auf dieser Grundlage können gesundheitliche Maßnahmen neu beschrieben und der Gesundheitsbedarf zukünftig ermittelt werden (vgl. Gold 2010b, 8).

	Gesundheitsförderung bei sozial Benachteilig-ten	Gesundheitsfördernde Schulen	Gesundheitsfördernde Betriebe
Grundsatz-program-matik	Kooperationserklärung „Nationale Kooperation für Gesundheitsförde-rung bei sozial Benach-teiligten"	Europarat-Empfehlung, Resolution von Thessa-loniki	Luxemburger Deklara-tion
Jahr der Herausge-berschaft	2003	1997	1997
Netzwerk	53 Kooperationspartner	Kein deutsches Netz-werk von gesundheits-förderlichen Schulen	Deutsches Netzwerk für betriebliche Gesund-heitsförderung
Reichweite in Deutschland	Ca. 2000 Praxisprojekte	Ca. 500 Schulen im letz-ten BLK-Modellversuch	1000 Einzelpersonen
Koordiniert durch	Gesundheit Berlin e.V. Geschäftsstelle	Keine formale Koordina-tion in Deutschland	Geschäftsstelle des Netzwerks beim BKK Bundesverband Essen

Abbildung 5: Beispiel etablierter Setting-Ansätze in Deutschland (vgl. Hartung et al. 2015, eigene Darstellung)

Die Notwendigkeit und Akzeptanz des Setting-Ansatzes zeigt sich unter anderem durch seine Verwendung im Präventionsgesetz, das im Juli 2015 im Bundestag verabschiedet wurde. Dadurch werden die Gesundheitsförderung und die Pri-märprävention durch Settings gestärkt (vgl. Hartung 2015b). Im fünften Sozialge-setzbuch findet zudem auch das Setting seine Verwendung. Im § 20 SGB V Primä-re Prävention und Gesundheitsförderung und im § 20a SGB V Leistungen zur Ge-sundheitsförderung und Prävention in Lebenswelten wird Bezug auf den Setting-Ansatz genommen (vgl. §20 SGB V).

3 Aktueller Stand in Deutschland

3.1 Aktueller Stand der Gesundheitskompetenz in Deutschland

Gesundheitskompetenz ist in den letzten Jahren in Deutschland immer wichtiger geworden. Die bisherigen Aktivitäten zur Förderung der Nutzerkompetenz, beispielsweise durch die Bereitstellung von Informationen oder den Ausbau der Verbraucher- und Patientenberatung, erfolgten jedoch meist ohne eine fundierte empirische Kenntnis der Kompetenzvoraussetzungen. Dies führt dazu, dass die Nutzer nicht erreicht werden und dementsprechend die Bereitstellung von Informationen ihr Ziel nicht erreicht (vgl. Schaeffer et al. 2016a, 1). Lange standen der empirischen Forschung nur internationale Daten zur Verfügung. Mit der Health Literacy-Survey Europe wurde erstmals die Gesundheitskompetenz der Bevölkerung in acht europäischen Ländern untersucht. Auch Deutschland war anderer HLS-EU beteiligt. Jedoch wurde nur durch das Bundesland Nordrhein-Westfalen vertreten. Daher fehlten nach wie vor repräsentative Daten zur Gesundheitskompetenz der deutschen Bevölkerung (vgl. Schaeffer et al. 2016b, 1f.). Durch die Heath Literacy-Survey Germany sollte diese Lücke geschlossen werden. Sie knüpft an die HLS-EU an, ist jedoch zeitlich verzögert. Sie liefert eine empirische Grundlage für die Entwicklung von Interventionen zur Stärkung der Gesundheits- und Nutzerkompetenz (vgl. Schaeffer et al. 2016c, 2). Im Rahmen der HLS-EU wurde eine Definition erarbeitet, die die bisherigen Beschreibungen von Gesundheitskompetenz integrieren soll. Nach dieser Definition ist die Gesundheitskompetenz eine Schlüsselkompetenz für gesundes Verhalten und in allen Bereichen des Lebens relevant (vgl. Schaeffer et al. 2016d, 6).

Eine der wenigen Studien in Deutschland, zum Thema der Gesundheitskompetenz, gehört zu der Bertelsmann Stiftung, die im Jahr 2008 eine Befragung durchführte und erstmals Daten zum gesundheitlichen Wissen der deutschen Bevölkerung erhob. Ergebnis war, dass Defizite im Bereich des Gesundheitswissens der deutschen Bevölkerung vorhanden waren und falsche Informationen über gesundheitliche Themen weit verbreitet waren (vgl. Schaeffer et al. 2016e, 10). Ergebnisse der HLS-EU zeigten, dass in Deutschland, bzw. im beteiligten Bundesland Nordrhein-Westfalen, durchschnittlich 46,3 Prozent der Befragten eine eingeschränkte Gesundheitskompetenz auswiesen. Deutschland befindet sich mit diesem Ergebnis im europäischen Mittelfeld und auf einer Ebene mit Polen und Griechenland. Die Ergebnisse der europäischen Stunde zeigten, dass soziodemografische Faktoren, wie ein höheres Lebensalter, ein niedriges Bildungsniveau, ein vorhandener Migrationshintergrund, ein niedriger Sozialstatus und eine niedrige funktionale Gesundheitskompetenz mit einer eingeschränkten Gesundheitskompetenz verbunden sind. Außerdem zeigen die Ergebnisse, dass eine eingeschränkte Gesundheitskompetenz mit Gesundheits- und Risikoverhaltensweisen, wie Bewegungsmangel und häufigem Alkoholkonsum zusammenhängt (vgl. Schaeffer et al. 2016f, 11).

Diese Befunde wurden auch durch das Robert Koch-Institut bestätigt. Menschen mit niedriger Gesundheitskompetenz hielten ihren Gesundheitszustand selten für ausreichend. Gleichzeitig war die Prävalenz chronischer Krankheiten, depressiver Symptome, starker Schmerzen und weiterer lang andauernder Gesundheitsprobleme bei dieser Gruppe erhöht. Diese Ergebnisse zeigten einen Zusammenhang zwischen eingeschränkter Gesundheitskompetenz und verhaltensbezogenen Risikofaktoren (vgl. Schaeffer et al. 2016g, 12). Auch das Wissenschaftliche Institut der AOK führte eine telefonische Befragung der gesetzlich Versicherten im Alter ab 18 Jahren durch. Fast die Hälfte der Befragten hatte eine unzureichende Gesundheitskompetenz. Für die Gesundheitskompetenz der Befragten spielen dabei das Alter, der Bildungsstatus, das Einkommen und der Erwerbsstatus eine wichtige Rolle (vgl. Schaeffer et al. 2016h, 12).

Der Hintergrund der Studie war die Annahme, dass Menschen mit einer geringen Gesundheitskompetenz Schwierigkeiten haben, sich im Gesundheitssystem zurechtzufinden und wichtige Informationen zu verstehen. Dies wirkt sich wiederum negativ auf die Gesundheit, das Gesundheits- und Krankenverhalten und auf die Nutzung des Gesundheitssystems aus. Ziel war es repräsentative Daten zur Gesundheitskompetenz der deutschen Bevölkerung zu erhalten (vgl. Schaeffer et al. 2017a, 7). In einer Querschnittsstudie wurden 2000 Personen im Alter von über 15 Jahren befragt. Zur Befragung wurden computerassistierte persönliche Befragungen durchgeführt, die auf dem Fragebogen des europäischen Health Literacy Survey basierten und um soziografische Determinanten ergänzt wurden (vgl. Schaeffer et al. 2017b, 8). Die Ergebnisse der HLS-Ger zeigen, dass von den 2000 Befragten nur 7,3 Prozent über eine exzellente Gesundheitskompetenz verfügen. 38,7 Prozent verfügen über eine ausreichende Gesundheitskompetenz. Insgesamt verfügen 54,3 Prozent der deutschen Bevölkerung über eine eingeschränkte Gesundheitskompetenz. Rechnet man diesen Wert hoch, sind es 40 Millionen Bürger. Von dieser Bevölkerungsgruppe haben 44,6 Prozent eine problematische Gesundheitskompetenz. 9,7 Prozent haben eine unzureichende Gesundheitskompetenz, das heißt sie haben erhebliche Schwierigkeiten, Gesundheitsinformationen zu finden, zu verstehen, zu beurteilen und zu nutzen (vgl. Schaeffer et al. 2016i, 40).

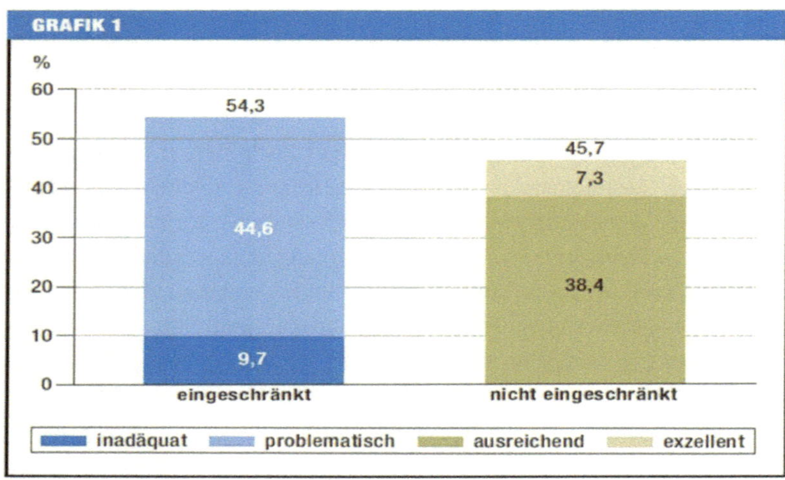

Abbildung 6: Anteil der Gesundheitskompetenzniveaus in Deutschland
(vgl. Äerzteblatt 2017, eigene Darstellung)

Die Kernaussagen, welche nach der Auswertung der Ergebnisse getroffen werden können waren, dass die Forschung zum Thema der Gesundheitskompetenz in Deutschland noch am Anfang steht. Die ersten deutschen Studien zur Gesundheitsförderung sind nicht repräsentativ, dies wurde durch den deutschen Health Literacy Survey geändert. Der Sozialstatus, die funktionale Literalität, der Migrationshintergrund und das Alter sind mit der Gesundheitskompetenz verknüpft. Die Erstellung eines nationalen Aktionsplans, zur Förderung der deutschen Gesundheitskompetenz ist erforderlich, um die Qualität im Gesundheitswesen zu sichern und die Verständlichkeit von Gesundheitsinformation zu fördern (vgl. Schaeffer et al. 2017c, IIIf.).

Im Anhang der Arbeit ist der HLS-EU-Q47 Fragebogen abgebildet, der zur Erhebung der Daten verwendet wurde. Die 47 Punkte wurden als direkte Fragen ausgelegt und haben zum Ziel, eine subjektive Einschätzung der Schwierigkeiten bei der Bewältigung von gesundheitsrelevanten Anforderungen zu erfassen. Als Antwortmöglichkeit wurde eine vierstufige Antwortskala verfasst, welche jeweils numerischen Werten zugeordnet wurden. Sehr einfach wurde mit dem Wert vier versehen, ziemlich einfach mit dem Wert drei, ziemlich schwierig mit dem Wert zwei und sehr schwierig mit dem Wert eins. (vgl. Fragebogen 2017).

Diese Ergebnisse sind jedoch nicht überraschend. Das Pharmaunternehmen Stada, führte bereits in den Jahren 2014 und 2015 sogenannte Gesundheitsreporte durch. Dazu wurden jeweils 2000 Personen zwischen dem 18. und 70. Lebensjahr online befragt (vgl. Stada 2015a, 3). Dieser Gesundheitsreport wurde auch über die Jahre 2016 und 2017 fortgeführt. Etwa zehn Millionen Deutsche wissen nicht, dass sich wichtige Informationen zu Medikamenten auf dem Beipackzettel befinden (vgl. Stada 2015b, 5). Generell herrscht in allen Schichten der Bevölkerung ein gesundheitlicher Aufklärungsbedarf. Nach den Ergebnissen des Stada Gesundheitsreports 2015, hat etwa die Hälfte der deutschen Bevölkerung kein ausreichendes gesundheitliches Wissen (vgl. Stada 2015c, 4). Die Ergebnisse aus dem Jahr 2014 zeigen, dass es innerhalb der deutschen Bevölkerung zwei Gruppen gibt. Der ersten Gruppe liegt ihre Gesundheit am Herzen. Die zweite Gruppe leidet unter massiven Bewegungsmangel und gibt offen zu, dass die persönliche Bequemlichkeit die größte Hindernis darstellt, ein gesünderes Leben zu führen (vgl. Stada 2014a, 3). Gebildete Personen haben ein höheres Wissen zu gesundheitlichen Themen, als Personen mit einem geringen Bildungstand. Bei Diabetikern herrscht ein massives Unwissen über die eigene Erkrankung. Bei 72 Prozent der Diabetiker verfügen über ein unzureichendes Wissen zu den Vorgängen in ihrem Körper (vgl. Stada 2015d, 4).

Der Gesundheitsreport aus dem Jahr 2016 verdeutlicht, dass nur 49 Prozent der deutschen Bevölkerung den Arzt bei gesundheitlichen Beschwerden aufsuchen. Nach der Diagnose durch den Arzt, wird zudem häufig im Internet eine Zweitmeinung eingeholt. Vor allem bei jüngeren Menschen fehlt das Vertrauen zum Arzt, da angenommen wird, dass dieser nicht helfen kann. (vgl. Stada 2016, 8f.). Auch die Ergebnisse aus dem Jahr 2017 zeigen, dass 66 Prozent der jungen Erwachsenen in Deutschland über eine unzureichende oder problematische Gesundheitskompetenz verfügen, was deutlich schlechter ist, als die Ergebnisse der HLS-Ger (vgl. Stada 2017a, 10). Junge deutsche Erwachsene schneiden im europäischen Vergleich schlechter ab, als andere Länder in Europa. Bei 69 Prozent der Befragten, wird dem Thema Gesundheit innerhalb der Schule keine angemessene Bedeutung zugewiesen. 80 Prozent wünschen sich Gesundheit als ein Unterrichtsfach in der Schule (vgl. Stada 2017b, 10).

Gesundheitskompetenz wird durch die gesellschaftliche Entwicklungen zunehmend an Bedeutung gewinnen. Die Lebenserwartung in Deutschland hat immer weiter zugenommen. Auch der Anteil an älteren Menschen nimmt innerhalb der Gesamtbevölkerung immer mehr zu. Mit zunehmenden Alter gewinnt auch die Gesundheit mehr an persönlicher Bedeutung. Die gewonnen Lebensjahre sollen mit Lebensqualität und Gesundheit vollbracht werden (vgl. Stada 2014b; 5). Die chronischen Krankheiten sind für fast 90 Prozent der Todesfälle in Deutschland verantwortlich (vgl. Schaeffer et al. 2018d, 17). In Deutschland leiden 45 Prozent der Bevölkerung an mindestens einer chronischen Erkrankungen (vgl. Stada 2014c, 9). Durch den Fortschritt in Medizin und Pharmakologie, lässt sich auch bei chronisch Kranken eine erhöhte Lebenserwartung feststellen. Dadurch gewinnen das Selbstmanagement und auch die Gesundheitskompetenz immer mehr an Bedeutung. Chronisch Kranke sollen befähigt werden, die verbleibende Gesundheit zu erhalten (vgl. Schaeffer et al. 2018e, 17f.).

Gleichzeitig hat sich das Gesundheitssystem verändert. Diagnostische und therapeutische Möglichkeiten haben sich vervielfacht. Das wiederum erschwert den Zugang zum Gesundheitssystem für Nutzer. Ist der Zugang zum Gesundheitssystem nicht nutzerfreundlich, leiden vor allem Menschen mit schlechter Gesundheitskompetenz. Die ungleiche soziale und ökonomische Entwicklung der deutschen Gesellschaft, wirkt sich auch auf die Gesundheit aus. Sozial schwache Menschen sind häufiger von Krankheiten betroffen. Trotz eines flächendeckenden Versicherungsangebots, haben Ungleichheiten auch Auswirkungen auf die Versorgung von Kranken. Die gesundheitliche Versorgung der sozial gut gestellten Bevölkerung ist besser, als beim ärmeren Teil der Bevölkerung. Durch den teilweisen Migrationshintergrund differenziert sich die Bevölkerung immer mehr aus. Die Folge davon sind unterschiedliche Sprachen, Bildungsniveaus oder Vorstellungen zur Gesundheit. Das stellt eine Herausforderung für das Gesundheitssystem dar (vgl. Schaeffer et al. 2018e, 18ff.). Nicht zuletzt durch die Zunahme an Informationen gewinnt die Gesundheitskompetenz an Bedeutung. Diese Informationsflut steigt durch die Digitalisierung ständig an. Die Informationen werden zunehmend komplexer und dem medizinischen Personal bleibt gleichzeitig nicht die Zeit, die Sachverhalte laiengerecht zu erklären. Durch diesen Hintergrund ist der Patient zunehmend in der Pflicht sich selbst gesundheitliches Wissen anzueignen (vgl. Stada 2015, 9).

3.2 Aktueller Stand der Gesundheitsförderung in Deutschland

Allgemeine Kernaussagen zur Gesundheitsförderung in Deutschland wurden innerhalb eines Berichts des Robert Koch Instituts und des Statistischen Bundesamtes im Jahr 2015 getroffen. Dies geschah im Auftrag des Bundesministeriums für Gesundheit. Eine Vielzahl von Akteuren auf Bundes-, Landes-, und kommunaler Ebene tragen zur Prävention und Gesundheitsförderung bei. Obwohl die Netzwerkbildung verstärkt wird, werden Maßnahmen überwiegend dezentral geplant und sind kaum aufeinander abgestimmt (vgl. Saß 2015a, 240). Eine evidenzbasierte Forschung wird zunehmend gefördert und sollte ein Grundelement für Prävention und Gesundheitsförderung darstellen. Durch das im Jahr 2015 verabschiedete Präventionsgesetz, werden die Rahmenbedingungen für Gesundheitsförderung und Prävention verbessert (vgl. Saß 2015b, 240).

Die europäischen Mitgliedsstaaten der Weltgesundheitsorganisation erkannten die Gesundheit der Bevölkerung als ein wichtiges Thema für die Zukunft an. Aus diesem Grund wurde sich im Jahr 2012 auf das gemeinsame Rahmenkonzept Gesundheit 2020 geeinigt. Die Ziele dieses Konzepts sind es, die Gesundheit und das Wohlbefinden in der Bevölkerung zu verbessern, Ungleichheiten innerhalb der Gesundheit zu verringern und eine gesundheitspolitische Koordinierung zu verbessern. Der Schwerpunkt liegt auf der Verringerung der gesundheitlichen Ungleichheit. Es ist ein gesamtgesellschaftliches Handeln erforderlich, um einen gesundheitlichen Gleichstand aufzubauen. Aus diesem Grund sollen auch Politikbereiche außerhalb des Gesundheitswesens eingebunden werden (vgl. Saß 2015c, 242).

Die Organisation der Prävention und Gesundheitsförderung ist in Deutschland durch eine vielfältige Trägerstruktur gekennzeichnet. Dieser Zustand findet unter dem Begriff der Trägerpluralität seinen Ausdruck. Dabei spielt die föderale Struktur eine wichtige Rolle. Freie Träger, staatliche Institutionen, öffentlich-rechtliche Körperschaften und private Organisationen auf Bundes-, Länder und kommunaler Ebene haben das gemeinsame Ziel der Gesundheits- und Präventionsförderung. Dabei sind Einrichtungen des Gesundheits-, Sozial- und Bildungswesens, aber auch des Arbeits- und Freizeitbereichs beteiligt. Dazu kommen Einrichtungen des verhältnispräventiven Gesundheitsschutzes, wie beispielsweise die Trinkwasseraufbereitung oder die Verkehrssicherheit. Die Bandbreite der angebotenen Inhalte von der Konzeption und Finanzierung bis hin zu einer praktischen Umsetzung bestimmter Projekte. Es lässt sich jedoch sagen, dass sehr heterogene Akteure im

Beriech der Gesundheitsförderung und Prävention tätig sind, welche zudem auch in Konkurrenz zueinander stehen. Nach einer Schätzung der Bundeszentrale für gesundheitliche Aufklärung aus dem Jahr 2004, waren bereits dort 230 überregionale Fachinstitutionen. Im Jahr 2015 gab es bereits 272 Institutionen. Dies stellt eine Herausforderung für die Struktur und Koordinierung dar, da die verschiedenen Maßnahmen kaum aufeinander abgestimmt sind (vgl. Saß 2015c, 243).

Um diesem Problem entgegenzuwirken, wurden Netzwerke für Gesundheitsförderung und Prävention geschaffen. Beispiele wären unter anderem die Netzwerke gesunde Städte, das deutsche Netzwerk für betriebliche Gesundheitsförderung oder der Kooperationsverbund für gesundheitliche Chancengleichheit. Ein Beispiel für ein Netzwerk auf Länderebene ist unter anderem der Pakt für Prävention. Der Austausch in den Netzwerken soll den verschiedenen Akteuren eine Orientierung bieten, welche Präventionsmaßnahmen vorhanden sind und welche Ansätze dazu erforderlich sind. Außerdem soll die Vernetzung die Zusammenarbeit zwischen den verschiedenen Sektoren fördern. Zum Beispiel durch eine Kooperation zwischen dem öffentlichen Gesundheitsdienst und den Schulen. Grundsätzlich können Netzwerke einen wichtigen Beitrag zur Gesamtpolitik der Gesundheitsförderung leisten (vgl. Saß 2015d, 244). Kerngedanke des Präventionsgesetztes ist es, eine zielgerichtete Zusammenarbeit zwischen den Akteuren zu fördern. Neben den gesetzlichen Krankenversicherungen werden auch die gesetzliche Rentenversicherung, die gesetzliche Unfallversicherung, die Soziale Pflegeversicherung und auch die Unternehmen der privaten Krankenversicherung in diese Zusammenarbeit eingebunden (vgl. Präventionsgesetz 2017).

Viele Maßnahmen zur Prävention und Gesundheitsförderung werden aufgrund der meist befristeten Finanzierung jedoch nur einmalig als Einzelprojekte umgesetzt. Meist handelt es sich um Maßnahmen zur Minderung von verhaltensbezogenen Risikofaktoren. Dadurch kann es unter anderem für Betriebe kompliziert sein, die richtige Auswahl zu treffen. Um diesem Problem entgegenzuwirken, wurden vermehrt übergeordnete Schwerpunkte der Gesundheitsziele getroffen, die die gesamte Bevölkerung betreffen. Diese sollen den verschiedenen Institutionen als Unterstützung dienen, die jeweiligen Maßnahmen auf den verschiedenen Ebenen besser zu koordinieren. Zusätzlich soll der Einsatz der finanziellen Mittel effizienter gestaltet werden. Die Gesundheitsabrechnung des Statistischen Bundesamtes fasst sämtliche finanziellen Leistungen der Primär-, Sekundär-, und Tertiärprävention im Gesundheitswesen zusammen und unterteilt die Ausgaben nach Leistungsarten, Einrichtungen und Ausgabeträgern. Diese Ausgaben für Prävention und Gesundheitsschutz betrugen im Jahr 2008 elf Milliarden Euro jährlich. Das sind 4 Prozent der jährlichen Gesamtausgaben im Bereich der Gesundheit. Im Jahr 2013 wurden für den Bereich der Gesundheitsförderung 5,8 Milliarden Euro ausgegeben. Darunter fallen Leistungen, die das Verhalten einzelner Personen und Gruppen zu fördern, um den Gesundheitszustand zu verbessern. Beispiele hierfür wären unter anderem Informations- und Aufklärungskampagnen oder die Förderung von Selbsthilfegruppen (vgl. Saß 2015e, S.244). Im Jahr 2016 konnten die gesetzlichen Krankenkassen mit ihren Maßnahmen zur Prävention und Gesundheitsförderung insgesamt 3,3 Millionen Menschen in 35.000 Settings erreichen. Dies war ein Anstieg um 45 Prozent innerhalb der Settings und 31 Prozent mehr Personen im Vergleich zum Jahr 2015. Im Bereich der betrieblichen Gesundheitsförderung wurden in 13.000 Betrieben 1,4 Millionen Menschen erreicht. Im Bereich der verhaltensbezogenen Prävention wurden 1,7 Millionen Menschen erreicht. Die Gesamtausgaben für diese drei Bereiche lagen bei 500 Millionen Euro, dies sind 6,64 Euro pro Versicherten (vgl. Schempp et al. 2016a, 8).

Die Ziele der Programme der gesetzlichen Krankenkassen, in den Bereichen der Gesundheitsförderung und Prävention, waren die Verhältnisse im jeweiligen Setting gesundheitsförderlich zu gestalten und Kompetenzen für einen gesundheitsbewussten Lebensstil zu vermitteln. Davon wurden 35 Prozent in Grundschulen durchgeführt und 25 Prozent in Kindertagesstätten. Damit konnten insgesamt 1,2 Millionen Kinder, Jugendliche, Lehrpersonen und Erziehungspersonal erreicht werden. Im Jahr 2016 waren 63 Prozent der Aktivitäten auf Verhaltens- und Verhältnisinterventionen ausgerichtet. Davon waren 36 Prozent direkt darauf ausgerichtet, die Personen in einem gesundheitsbewussten Verhalten zu bestärken (vgl. Schempp et al. 2016b, 8).

Die gesetzlichen Krankenkassen verzeichneten im Jahr 2016 Tätigkeiten in 142 überbetrieblichen Netzwerken. Insgesamt waren 433 Organisationen eingebunden. Darunter waren am häufigsten Kammern und Innungen. Durch individuelle Präventionsangebote unterstützen die gesetzlichen Krankenkassen die Versicherten in der gesundheitsförderlichen Lebensweise. Davon waren 70 Prozent Bewegungsangebote und 26 Prozent Kurse zur Stressbewältigung. Ein kleiner Teil fand zu den Themen Ernährung und Suchtmittelkonsum statt (vgl. Schempp et al. 2016c, 9). Die Prävention und Gesundheitsförderung in Schulen und Kindertagestätten ist gut geeignet, da nahezu alle Heranwachsenden gleichermaßen erreichbar sind. Durch die politische Initiative des Bildungsrahmenplans gesundes Aufwachsen, entstehen wichtige Impulse zur Verbreitung gesundheitsförderlicher Lebenswesensweisen in Kindertagesstätten und Schulen. Die überwiegende Auseinandersetzung innerhalb dieser Einrichtungen befasst sich mit Themen der Ernährung, Bewegung, Stressreduktion, Zahngesundheit und Suchtprävention. Dazu sollen Maßnahmen zur Förderung der gesundheitlichen Chancengleichheit eingegliedert werden. Erzielte Erfolge bei der Eingliederung von Kitas und Schulen in kommunale Präventionsprogramme sollen über regionale Netzwerke verbreitet und ausgebaut werden (vgl. Saß 2015d, 288).

Die Gesundheitsförderung in der Kommune wird durch die Lebensbedingungen im Wohnumfeld der Personen beeinflusst. Dabei sind vor allem sozial benachteiligte von schlechten Lebensbedingungen und geringen Gesundheitschancen getroffen. Daher zielt die Kommunale Gesundheitsförderung darauf ab, Setting-Ansätze zur gesundheitlichen Chancengleichheit in Betrieben und Senioreneinrichtungen zu fördern. Das wichtigste Prinzip ist dabei die Zusammenarbeit der Akteure aus den Bereichen Gesundheit, soziale Dienste, Bildung, Sport, Verkehr und der Stadtentwicklung. Dies erfordert kontinuierliche und nachhaltige Maßnahmen (vgl. Saß 2015e, 283). Innerhalb der betrieblichen Gesundheitsförderung ist es wichtig, gesundheitsförderliche und präventive Maßnahmen durchzuführen, da die Arbeitswelt einen zentralen Ort für den Großteil der Bevölkerung darstellt. Die Praxis der betrieblichen Gesundheitsförderung reicht von verhaltensorientierten Maßnahmen bis zu partizipativen Maßnahmen der Organisationsentwicklung und wird als ein Gebiet des betrieblichen Gesundheitsmanagements gesehen. Dabei sind die Industrie und der öffentliche-soziale Sektor überdurchschnittlich vertreten. Im Gegensatz dazu sind der Handel, das Handwerk, sowie kleine und mittelständige Betriebe unterdurchschnittlich vertreten. Es besteht weiterhin ein Entwicklungspotenzial für die deutsche betriebliche Gesundheitsförderung. Zudem ergibt sich ein verstärkter Bedarf, Setting-Ansätze verstärkt nach verhältnispräventiven Maßnahmen umzusetzen. Auch hier nehmen Frauen und Männer aus einem niedrigen sozioökonomischen Stand seltener an diesen Maßnahmen teil. Die betriebliche Gesundheitsförderung stützt sich dabei auf die Luxemburger Deklaration zur betrieblichen Gesundheitsförderung in der europäischen Union. Danach sollen Arbeitgeber, Arbeitnehmer und Gesellschaft gemeinschaftlich zur Förderung der Gesundheit beitragen (vgl. Saß 2015f, 276).

3.3 Patientenorientierung

Der Begriff Patientenorientierung bezeichnet die Ausrichtung des gesundheitlichen Versorgungssystems auf die individuellen Bedürfnisse des Patienten. Dies äußert sich darin, dass der Patient im Gesundheitssystem mit seinen subjektiven Bedürfnissen wahrgenommen wird. Er erhält nur Leistungen die ihm helfen und von ihm erwünscht sind (vgl. Klemperer 2000, 15). In der modernen Vorstellung von Gesundheit, ist der Patient ein aktiver Unterstützer seiner Gesundheit. Dieser Perspektivenwechsel von einem Patienten der akzeptiert, hin zu einem Patienten der aktiv unterstützt, führt zu einer Neuordnung der Verhaltensweisen im Gesundheitssystem (vgl. Kreyher et al. 2002a, 208f.). Im Vordergrund steht das gemeinsame Planen und Entscheiden aller notwendigen Maßnahmen für den Patienten. Auch die Grenzen der Patientenautonomie, wie etwa Bewusstseinstrübung oder Koma, werden bei der Therapie und der Planung berücksichtigt (vgl. Walensi et al. 2012).

Diese Veränderung wirkt sich vor allem auf die Beziehung zwischen dem Arzt und dem Patienten aus. Die Ärzte haben die Aufgabe die Patienten aus der Hilfsbedürftigkeit herauszuführen und die individuellen Fähigkeiten der Eigenverantwortung und Teilhabe am Behandlungsprozess zu fördern (vgl. Kreyher et al. 2002b, 208). Mit Zunahme des Alters, steigt für viele Menschen die persönliche Bedeutung der Gesundheit (vgl. Stada 2014, 5). Mit zunehmendem Alters steigt aber auch die Zahl der Behandlungen (vgl. Stada 2015a, 22). Im Verlauf des Berufslebens führt ein Arzt durchschnittlich 150.000 Gespräche mit Patienten. Häufig wird der Patient dabei rasch unterbrochen. Der Grund hierbei stellt vor allem der Zeitmangel der Ärzte dar. Ein Arzt hat im Durchschnitt jährlich 10.735 Patientenkontakte. Umgerechnet sind es 45 Patienten pro Tag (vgl. Hirschhausen 2013a). Ein durchschnittlicher Arztbesuch dauert zwischen drei und acht Minuten. Es kann es vorkommen, dass ein Arzt bis zu 160 Patienten am Tag behandelt (vgl. Stada 2015b, 8). In Deutschland nehmen sich Ärzte im Durchschnitt acht Minuten Zeit für eine Behandlung. Betrachtet mach hingegen Schweden oder die USA, liegt die Behandlungszeit bei zwanzig Minuten (vgl. Spiegel 2017a).

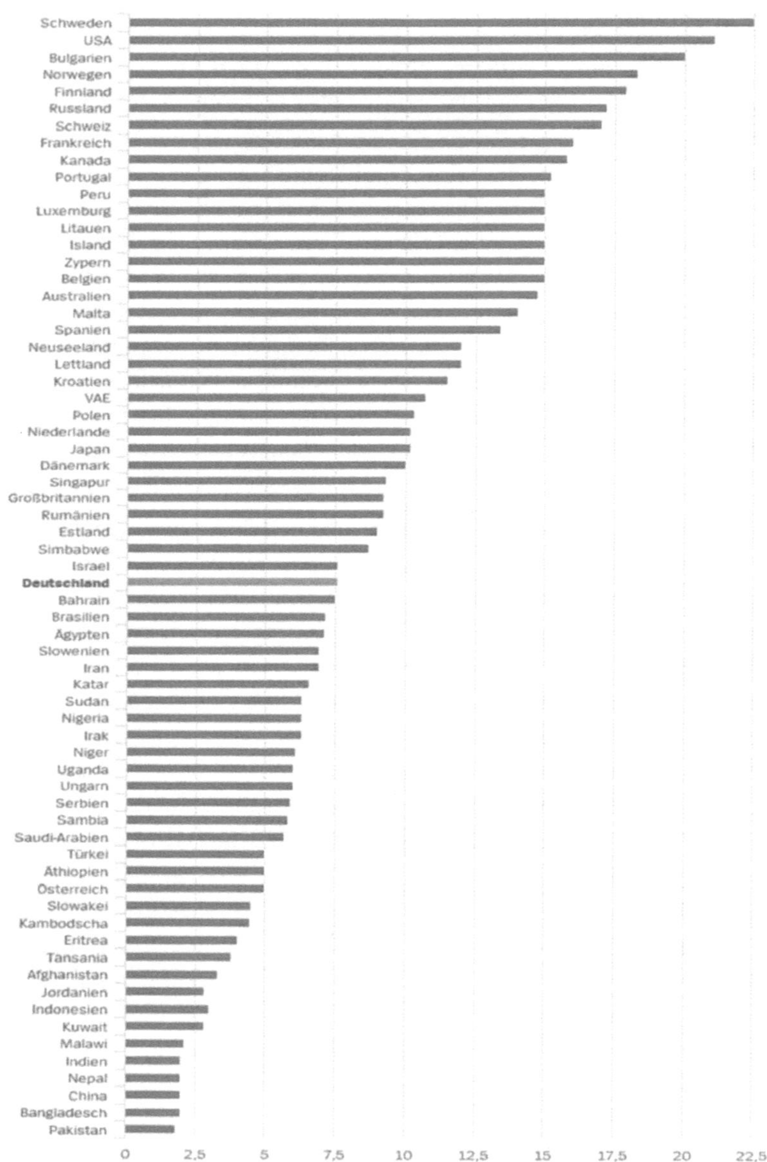

Abbildung 7: Behandlungszeit im weltweiten Vergleich
(Spiegel 2017)

Es ist verständlich, dass die kurzen Arzt-Patientengespräche eine negative Aus-wirkung auf die Therapie des Patienten hat. Das kurze Arzt-Patienten-Gespräch erhöht zudem Wahrscheinlichkeit einer falschen oder übermäßigen Verordnung von Medikamenten (vgl. Spiegel 2017b). Auch Folgebehandlungen können nicht richtig gestellt werden, was wiederum die Kosten für redundante Gesundheits-ausgaben begünstigt. Der ökonomische Druck oder falsch gesetzte Anreize wirken sich auf das medizinische Personal aus. Es erhöht auch die Wahrscheinlichkeit, dass den Patienten redundante angeboten werden (vgl. Wolf 2016).

Daher bietet sich hier das amerikanische Empowerment-Konzept an. Die Grund-annahme ist hierbei, dass Personen handlungsfähige Experten ihres Selbst sind, jedoch Unterstützung bei der Entfaltung ihrer individuellen Fähigkeiten benöti-gen. Das grundlegende Prinzip hierbei stellt die Selbstbestimmung dar. Es bedeu-tet in diesem Kontext die Verantwortung über die eigene Gesundheit zu tragen. Dies ist jedoch nicht immer gewollt (vgl. Ose 2011a, 44). Je weiter sich der Gleich-gewichtszustand von Gesundheit und Krankheit in Richtung Krankheit bewegt, umso eher tritt des rationale Entscheiden in den Hintergrund und wird überla-gert von dem Wunsch nach Hilfe (vgl. Ose 2011b, 44f.) Empowerment ist nur dann möglich, wenn es sich an den individuellen Anforderungen und Bedürfnis-sen der Nutzer orientiert und diese vermittelt. Informationen zu gesundheitlichen Themen sind notwendige Bestandteile einer zeitmäßigen gesundheitlichen Ver-sorgung (vgl. Ose 2011c, 45). Die Grundlage einer patientenorientierten Gesund-heitsversorgung stellt ein Nutzenkonzept dar, welches sowohl die Effektivität der medizinischen Maßnahmen, als auch die Patienten einbezieht (vgl. Glaeske 2011a, 8). Es lässt sich hierbei zwischen zwei Arten der Primärversorgung unterschei-den. Die Individualmedizin sieht den Patienten als eine funktionale Einheit. Die Populationsmedizin hingegen, sieht die von den regionalen Ärzten versorgte Be-völkerung als eine funktionale Einheit (vgl. Nüssel 2001a, 87). Zusammenfassend erzielt eine zweckorientierte Verschmelzung von Individualmedizin und Popula-tionsmedizin, innerhalb einer lebensstilorientierten primärärztlichen Versorgung, eine Transfer-Funktion des modernen Patienten (vgl. Nüssel 2001b, 89).

Die zu Teilen immer informierter werdenden Patienten sind eine Herausforde-rung für die Entwicklung patientenbezogener Programme. Zum einen sollten die bereits vorhandenen Möglichkeiten in der Arzt-Patienten-Kommunikation aufge-arbeitet werden und zum anderen aktuelle Erfahrungen in Expertenforen disku-tiert und weiterentwickelt werden. Ziel ist die Erarbeitung von Maßnahmen mit dem Schwerpunkt des Arzt-Patienten-Dialog. Patienten mit chronischen Erkrankungen müssen durch Informationsprogramme und Patientenschulungen für eine aktive Teilhabe befähigt werden. Bei der Ausbildung für die aktive Selbstbefähigung, ist die Unterstützung durch Angehörige und die Einbindung in kollektive Angebote, wie Selbsthilfegruppen, von Bedeutung (vgl. Kreyher 2002c, 208f.).

Die Patientenorientierung wirkt sich auch auf die Organisation der Dienstleistungen innerhalb einer Klinik oder Praxis aus. Die Behandlung im Krankenhaus ein Prozess, dessen Ergebnis von Faktoren der betroffenen Einrichtung abhängt. Beispiele wären hier unter anderem die technische Ausstattung oder das Personal. Aber auch die aktive Teilhabe des Patienten bestimmt maßgeblich das Ergebnis. Da es nur eine retrospektive Sicht auf die Ergebnisse geben kann, wird mit der Behandlung auch immer ein Leistungsversprechen gegeben (vgl. Ose 2011d, 47). Die Qualität wird von den Patienten nicht nur an medizinischen, therapeutischen oder pflegerischen Kriterien festgelegt. Auch die Informationsvermittlung oder Kommunikation mit den Leistungserbringern, fallen in die individuelle Bewertung der behandelten Patienten. Je besser der behandelnde Arzt die Erwartung des Patienten kennt, desto besser kann er diese berücksichtigen. Aus diesem Grund ist es notwendig, dass diese Erwartungen ermittelt und bei Bedarf angepasst werden (vgl. Gramsch 2009, 17ff.).

Eine gründliche Aufklärung, Patientenbeschwerden oder die Kommunikation zum Patienten, können als Instrumente des Qualitätsmanagements zu einem Ausbau der Patientenorientierung beitragen. Es arbeiten 4,6 Millionen Beschäftigte im deutschen Gesundheitswesen. Die Erbringung ihrer Leistung erfordert eine enge Kooperation mit Patienten und den Berufsgruppen des Gesundheitswesens. Die Zusammenarbeit der verschiedenen Gesundheitsberufe weist jedoch Defizite auf. Die Verteilung der Aufgaben zwischen den Berufsgruppen entspricht nicht den demografischen Entwicklungen oder den epidemiologischen Veränderungen. Es erfordert mehr eine pflegerische und begleitende Kompetenz, als die bisher verbreitete kurative Kompetenz. Diese Verteilung hält den neuen strukturellen Anforderungen, vor allem einer sektorübergreifenden Versorgung nicht stand (vgl. Glaeske 2011b, 9). Um die Ergebnisse der Gesundheitspolitik zu ermitteln, ist ein Perspektivwechsel der Versorgungsforschung, hin zu einer Politikfolgeforschung notwendig. Die lückenhafte Bewertungskultur im deutschen Versorgungssystem muss behoben werden, um die frühzeitige Beseitigung von Fehlentwicklungen und der Implementierung für künftige Konzepte der Gesundheitsversorgung zu ermöglichen (vgl. Glaeske 2011c, 8.).

3.4 Epidemiologie

Der Begriff Epidemiologie ist die Lehre der Verbreitung von Krankheiten in einer Bevölkerung und der damit verbundenen Faktoren (vgl. Antwerpes 2015). Im öffentlichen Gesundheitswesen dient sie zur Untersuchung von Faktoren. Durch die epidemiologische Forschungsarbeit werden Grundlagen erarbeitet um Kontrollmaßnahmen zu planen, durchzuführen und zu bewerten (vgl. Bartholomeyczik 2005a, 18f.). In der Epidemiologie werden dabei verschiedene Funktionen unterschieden. Die Epidemiologie als beschreibende Funktion dient zur Identifizierung und Klassifizierung von Krankheiten. Dabei werden Normalwerte erhoben, der Krankheitsverlauf erfasst und eine Messung der Verteilung der Krankheit vorgenommen. Als analytische Funktion dient sie zur Erfassung und Überprüfung von Entstehungsgründen der Krankheiten und der Quantifizierung dieser Risikofaktoren. Die Interventionsfunktion der Epidemiologie hat die Aufgabe, Kontrollstudien zu planen, mögliche Auswirkungen zu prognostizieren, die durchgeführten Maßnahmen auszuwerten und neue Probleme zu erfassen (vgl. Bartholomeyczik 2005b, 18f.). Dabei spielt die Prävalenz und die Inzidenz eine grundlegende Bedeutung für die Analyse der Epidemiologie. Die Prävalenz ist die Anzahl der erkrankten Personen innerhalb einer Bevölkerung. Es lässt sich dabei zwischen der sogenannten Punktprävalenz und der Periodenprävalenz unterscheiden. Die Punktprävalenz bezieht sich auf die Prävalenz zu einem festgelegten Zeitpunkt. Die Periodenprävalenz bezieht sich im Gegensatz dazu auf einen bestimmten Zeitabschnitt (vgl. Prävalenz 2016). Die Inzidenz ist der Anteil der Neuerkrankungen innerhalb eines festgelegten Zeitraumes Die Inzidenz weist dabei zwei Sonderfälle auf. Die Mortalität und die Letalität. Die Mortalität ist die Anzahl der Todesfälle innerhalb eines bestimmten Zeitraumes, im Verhältnis zur gesamten Bevölkerung unter dem Risiko. Die Letalität ist die Häufigkeit, mit der eine bestimmte Krankheit tödlich ausgeht. Sie ergibt sich aus der Zahl der durch diese Krankheit verstorbenen, geteilt durch die Anzahl der Erkrankten an dieser Krankheit (vgl. Inzidenz 2016).

Die weltweite Hauptursache für Tod und Behinderung sind chronische Krankheiten. 59 Prozent, der weltweit 57 Millionen Todesfälle pro Jahr, werden durch nicht übertragbare Krankheiten verursacht. Das sind 46 Prozent der weltweiten Krankheitslast aus (vgl. Maaz et al. 2007a, 5). Chronische Krankheiten bestimmen immer mehr den gesundheitlichen Zustand moderner Industrienationen. Zusätzlich steigt die sozialpolitische und gesundheitsökonomische Bedeutung an (vgl. Maaz et al. 2007b, 18). Nach Ergebnissen des Stada-Gesundheitsreports 2014, leiden 45 Prozent an mindestens einer chronischen Erkrankungen (vgl. Stada 2014a, 6). Stress, vor allem beruflicher Stress, wird zudem als ein großes Gesundheitsrisiko eingestuft (vgl. Stada 2014b, 4). 62 Prozent der Deutschen leiden unter Rückenschmerzen. Aus diesem Grund haben sich auch Rückenschmerzen zu einer Volkskrankheit entwickelt. Jedoch unternimmt jeder Dritte nichts gegen die Schmerzen. Der Hauptgrund für diese Rückenleiden ist Bewegungsmangel (vgl. Stada 2016a, 5). Die Bequemlichkeit sehen die Deutschen zudem als ihr schlimmstes Problem an und ist zugleich das größte Hemmnis für ein gesünderes Leben (vgl. Stada 2014d, 4).

Die Gesamtausgaben der Krankheitskosten betrugen im Jahr 2015 in Deutschland 338,2 Milliarden Euro. Die größten kostenverursachenden Krankheiten waren dabei Erkrankungen des Kreislaufs Systems (14 Prozent), psychische Verhaltensstörungen (13 Prozent), Erkrankungen des Verdauungssystems (12 Prozent) und Muskel-Skelett-System Erkrankungen (10 Prozent) (vgl. Destatis 2018a). Die Gesundheitsausgaben im Jahr 2015 beliefen sich auf 343,2 Milliarden Euro. Im Jahr 2016 steigen sie auf 356,5 Milliarden Euro an (vgl. Destatis 2018b). Die Krankheitslast von chronischen Erkrankungen beläuft sich jedoch auf eine kleine Zahl von Risikofaktoren. Sie entstehen aus der Kombination von riskantem Gesundheitsverhalten, psychosozialem Stress und sozioökonomischen Faktoren. Besonders Personen mit einem geringen Bildungsstand, niedrigem Status und Einkommen sind häufig von chronischen Erkrankungen betroffen. Die koronare Herzkrankheit ist ein treffendes Beispiel von Risikoverhalten und schlechten Lebensgewohnheiten. Sie stellt die häufigste Todesursache dar. Zwei Fünftel der stoffwechselbedingtem Ausgaben werden durch die Behandlung von Diabetes mellitus verursacht. Bis zum Jahr 2020 werden psychische Erkrankungen wie Depression weltweit zu den zehn wichtigsten Krankheitsbildern zählen (vgl. Maaz et al. 2017c, 18f.).

3.5 Gesundheitsmarketing

Gesundheitsmarketing ist das Zusammenspiel aller Maßnahmen, mit denen ein gesundheitsförderliches Verhalten gesteigert wird. Der Bereich des Dienstleistungsmarketing grenzt es sich dabei ab. Die Eigenschaft einer Dienstleistung beinhaltet, dass ein Produkt und dessen Absatz zusammenfallen. Gesundheitsbetriebe produzieren Dienstleistungen, bei denen die direkte Anwesenheit des Patienten benötigt wird (vgl. Fleßa et al. 2013, 99). Die Segmentierung der Kunden und die strategische Positionierung sind der Rahmen zur Gestaltung konkreter

Maßnahmen. Es kommt dabei auf die zielgerechte Unterteilung der Kundensegmente an (vgl. Meffert et al. 2002a, 17). Die Instrumente dabei sind, Produktpolitik, Preispolitik, Distributionspolitik, Kommunikationspolitik, Personalpolitik, Prozesspolitik und Ausstattungspolitik (vgl. Meffert et al. 2002b, 17ff.).

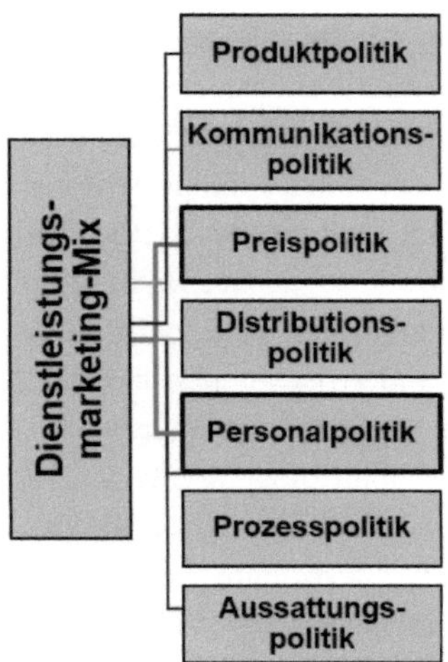

Abbildung 8: Dienstleistungsmarketing-Mix
(vgl. Meffert et al. 2002, eigene Darstellung)

Der Gesundheitsmarkt unterliegt bestimmten gesetzlichen Regelungen. Beispielweise für die Gestaltung von medizinischen Kernleistungen, welche von Krankenversicherungen finanziert werden. Im Bereich der Zusatzleistungen eröffnen sich Möglichkeiten, da diese nicht durch Krankenkassen bezahlt werden, sondern durch den Patienten selbst (vgl. Meffert 2011a, 8ff.).

Die Produktpolitik beinhaltet alle Entscheidungen, die die angebotenen Leistungen betreffen. Diese können materiell oder immateriell sein. Im Gesundheitsmarkt ist eine Spezialisierung der Grundleistung nicht möglich. 95 Prozent der Kernleistungen der gesetzlich Versicherten sind in dem Leistungskatalogen gesetzlichen Krankenkassen festgelegt (vgl. Hoffmann et al. 2013, 155f.). Die Preispolitik ist durch gesetzliche Bestimmungen festgelegt. Das Hauptaugenmerk liegt daher in den Budgetverhandlungen mit den Krankenkassen. Auch innerhalb der Kommunikationspolitik gibt es Einschränkungen für die Leistungsanbieter. Trotzdem steht der Kommunikation eine Reihe von Instrumenten zur Verfügung. Ein Beispiel wäre das Internet oder das Fernsehen. Mit ihnen kann eine Steigerung der Bekanntheit und eine Förderung des Images erreicht. Die Distributionspolitik ist insofern besonders, da die angebotenen Leistungen in der Regel nicht transportierbar sind. Die Erreichbarkeit und der Zugang für Patienten sind entscheidend. Auch darf die Wahl des Standortes nicht unterschätzt werden. Als Gegenstück dazu, steigt das Angebot mobiler Dienste oder der Telemedizin. Vor allem die Ärzte nehmen innerhalb der Distribution einen zentralen Punkt ein. Innerhalb der Ausstattungspolitik gibt es weniger einschränkende Regelungen. Für das Angebot medizinischer Leistungen sind bestimmte technische Voraussetzungen vorgeschrieben. Eine angenehme Gestaltung der Räumlichkeiten kann bei dem Patienten ein Wohlgefühl vermitteln und zur Zufriedenheit beitragen. Über die höchsten Freiheitsgrade verfügt die Personal- und Prozesspolitik. Dem medizinischen Personal kommt dabei eine Schlüsselrolle zu, da ihre Leistungsfähigkeit entscheidend für die Arztpraxis oder das Krankenhaus ist. Hierbei sind nicht nur fachliche Kompetenzen, sondern auch soziale und zwischenmenschliche Kompetenzen von Bedeutung. Sie auch die Rolle eines Markenbotschafters ein, da sie die Markenwerte der Praxis oder des Krankenhauses im Umgang mit den Patienten und deren Angehören widerspiegeln sollen. Innerhalb der Prozesspolitik haben die Anbieter der medizinischen Dienstleistungen bestimmte Freiheitsgrade, um sich Vorteile im Wettbewerb zu verschaffen. Jedoch wird die Qualität und die Kosten durch die Prozesse beeinflusst (vgl. Meffert et al. 2011b, S.8ff.).

Das Gesundheitswesen entwickelt sich immer mehr in eine marktwirtschaftliche und kundenorientierte Richtung. Dabei nimmt das Marketing einen wichtigeren Stellenwert zur Gestaltung der Marktbeziehungen ein. Das Marketing hat dabei die Aufgabe, die zielorientierte Erarbeitung von Kommunikationsprozessen mit den verschiedenen Interaktionspartnern. Die übergreifende Aufgabe ist jedoch die Steuerung der Beziehungen zu Kunden, Interessensvertretern und Entscheidungsträgern. Das Marketing stellt ein Konzept des Managements dar, welches zur Planung, Koordination und Kontrolle aller marktbezogener Strategien und Aktivitäten eingesetzt wird (vgl. Kreyher et al. 2002a, 200f.). Das Gesundheitsmarketing in diesem Fall, wendet die Methoden des Marketings und deren Techniken der Steuerung, ganzheitlich auf das Gesundheitssystem an (vgl. Kreyher et al. 2002b, 200f.).

Für viele Menschen wird es immer schwerer die Ärzte und andere medizinische Fachkräfte zu verstehen und bei der medizinischen Behandlung aktiv mitzuwirken (vgl. Stada 2015a, 8). Viele Patienten bringen ihre Leiden zum Arzt, aus mangelndem Interesse und der vermeintlichen Suche nach einer schnellen Lösung. Häufig sind persönliche Ängste der Beweggrund (vgl. Stada 2015b, 10). Wie bereits im Kapitel 3.4 erwähnt, dauert ein durchschnittlicher Arztbesuch in Deutschland acht Minuten. Daraus ergibt sich das Problem, dass ein Patient durch die knappe Behandlungszeit kein vertrauensvolles Verhältnis zum Arzt aufbauen kann. Dies führt dazu, dass der Patient häufig nicht die Anweisungen des Arztes befolgt (Hirschhausen 2013). 51 Prozent der Bevölkerung in Deutschland gehen bei gesundheitlichen Problemen nicht direkt zum Arzt. Dieses Verhalten zeigt sich besonders bei jüngeren Menschen, weil sie der Annahme sind, dass der Arzt ihnen nicht helfen könne (vgl. Stada 2016a, 5, 8f.). Häufig liegt es an dem mangelnden Vertrauen zum Arzt. Ergebnisse des Stada Gesundheitsreports 2016 zeigen, dass 63 Prozent der Bevölkerung sich nach einer gestellten Diagnose des Arztes, eine zusätzliche Zweitmeinung einholen (vgl. Stada 2016b, 6). Vor allem geschieht dies durch das Internet (vgl. Stada 2016c, 9). Mediziner müssen flexibler werden und das Internet stärker als Informationsplattform nutzen, um auf Dauer das Vertrauen und die Anerkennung zurückgewinnen (vgl. Stada 2016d, 19).

3.6 Gesundheitskampagnen

Gesundheitskampagnen werden auch als Kommunikationskampagnen bezeichnet. Diese sind „die Konzeption, Durchführung und Evaluation von systematischen und zielgerichteten Kommunikationsaktivitäten zur Förderung von Wissen, Einstellungen und Verhaltensweisen gewisser Zielgruppen im positiven, d.h. gesellschaftlich erwünschten Sinn (Bonfadelli et al. 2010a, 15). Dabei spielt die Wechselwirkung eine zentrale Rolle. Moderne Kampagnen zielen nicht mehr nur auf massenmediale Einwegkommunikation, sondern binden Feedbackkanäle ein oder bieten Plattformen für den Austausch innerhalb einer Zielgruppe an. Die Problemanalyse und die Entwicklung geeigneter Maßnahmen sollten im engen Austausch zu der Zielgruppe stattfinden. Der gesamte Prozess der Planung, Durchführung und Evaluation ist daher wechselseitig und stellt eine Form der Kommunikation dar (vgl. Bonfadelli et al. 2010b, 16f.). Der Gesundheitsbereich ist in diesem Zusammenhang das größte Segment, bezüglich der Anzahl der Kampagnen und der bereitgestellten Ressourcen. „Eine Risikominimierung wird ausnahmslos als Gewinn für die individuelle Lebensqualität und als Entlastung der öffentlichen Ressourcen gesehen." (Bonfadelli et al. 2010c, 23f.). Ziele von Gesundheitskampagnen können in drei Ebenen unterteilt werden.

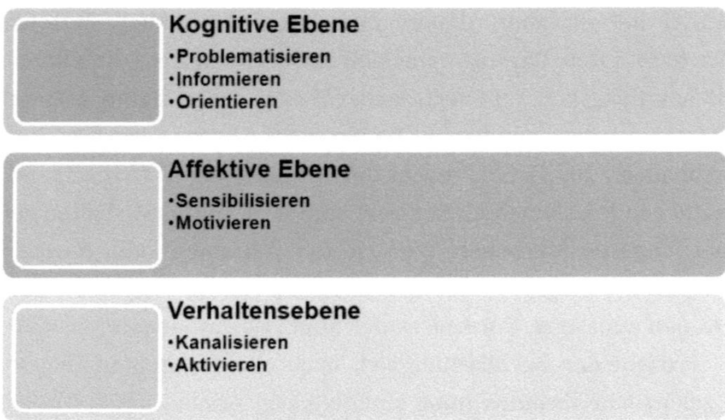

Abbildung 9: Zielebenen von Gesundheitskampagnen
(vgl. Bonfadelli et al. 2010, eigene Darstellung)

Diese drei Zielebenen unterscheiden sich zudem auch im Grad der Komplexität. Umso mehr es bei dem Adressaten um eine Veränderung in seinem individuellen Verhalten geht, desto komplexer wird es, dies zu erreichen. Aus diesem Grund sollen die Ziele von Kommunikationskampagnen präzise, realistisch und auf das Verhalten der Zielgruppe gerichtet sein. Es müssen daher, leicht zu realisierende Teilschritte vorgenommen werden (vgl. Bonfadelli et al. 2010d, 28ff.). Es muss klar sein, was mit dieser Kampagne erreicht werden soll.

Zu Beginn sollte die Aufmerksamkeit auf das Risiko gelenkt werden, um die Wahrnehmung des Problems zu erhöhen. Anschließend sollte das Wissen und die Bereitschaft der empfohlenen Maßnahmen gefördert werden, damit die Anreize schließlich zu einer Verhaltensänderung führen (vgl. Baumann et al. 2018a, 55f.). Zentrale Voraussetzung bei der heutigen Kampagnenforschung ist, dass sich Kommunikationskampagnen immer an eine spezifische Zielgruppen richten müssen. Je spezifischer die erwünschte Zielgruppe ist, desto präziser muss die Botschaft erstellt werden. Es gibt unterschiedliche Methoden bei der Analyse und Segmentierung der Zielgruppen. Dazu gehören die Mediennutzung, Soziodemografie, Lebensstile und der Problembezug (vgl. Bonfadelli et al. 2010e, 27f.). Auch bei der Wahl der Strategie muss sich für einen bestimmte Form entschieden werden. Die kognitive Strategie beruht auf dem Bild des Menschen als Wesen der Vernunft. Die affektive Strategie geht von der ökonomischen Annahme aus, dass der Mensch nach dem Maximum strebt. Die Belohnung und Sanktion stehen hier im Vordergrund. Die soziale Strategie behandelt den Menschen als ein soziales Wesen, das den Kontakt und Gruppennormen sucht. Hier stehen Vorbilder oder

Gruppendruck im Blickpunkt der Kampagnenziele (vgl. Bonfadelli 2010f, 30f.). Aus der Perspektive der Gesellschaft geht es darum, die Ungleichheit innerhalb der gesundheitlichen Versorgung und im Gesundheitswissen zu verringern. Eine Option hierbei, ist der verstärkte Blick auf benachteiligte Gruppen in der Bevölkerung und die adressatengerechte Auslegung der Informationsangebote (vgl. Baumann et al. 2018b, 56).

Kampagnen werden von nicht profitierenden Organisationen (NPOs) oder nicht-staatlichen Organisationen (NGOs) durchgeführt, oder direkt von den Betroffenen selbst. Es muss benannt werden, wer die Organisation, die Koordination und die Evaluation durchführt. Dies sind die Auftraggeber. Meist sind dies politische Systeme und zivilgesellschaftliche Organisationen. Ein Beispiel für Deutschland wäre die Bundeszentrale für gesundheitliche Aufklärung, die eine der wichtigsten einzelnen Akteure im Bereich der Prävention darstellt (vgl. Bonfadelli et al. 2010g, 37ff.). Eine Form der Gesundheitskampagnen nennt sich Issue-Ad-Kampagnen. Diese Form zeichnet sich dadurch aus, dass zwar gesundheitliche Themen in den Blickpunkt gezogen werden, sie jedoch nicht dem Wohl der Gesellschaft dienen, sondern dem Image des Auftragsgebers (vgl. Bonfadelli et al. 2010h, 20). Jedoch weitere Einflussfaktoren von Nöten, die innerhalb von Kommunikationskampagnen nicht beeinflussbar sind. Darüber hinaus gibt es noch andere Möglichkeiten außerhalb von Gesundheitskampagnen. Meist ist jedoch eine gesundheitspolitische Entscheidung erforderlich, die die Rahmenbedingungen schafft, in der eine Gesundheitskampagne wirken kann (vgl. Baumann et al. 2018c, 57). Im Verlauf der letzten Jahrzehnte ist es komplexer geworden, Kommunikationskampagnen für Probleme in der Gesellschaft durchzuführen. Gründe hierfür können in der zunehmenden Individualisierung der Gesellschaft liegen. Das wiederum erschwert die Legitimation für allgemeingültige staatliche Interventionen für alle Themen. Daher müssen Kommunikationskampagnen vorrauschauender geplant und stärker öffentlich begründet werden (vgl. Bonfadelli et al. 2010h, 42f.).

Die Evaluation ist ein wichtiger Bestandteil der Kampagnenplanung. Betroffene und Experten sollten mit in die Kampagne einbezogen werden, damit sie ihre gewünschte Wirkung erreicht. Während der Durchführung der Kampagne wird eine Evaluation begleitend durchgeführt. Für direkte Feedbacks bieten sich Gruppendiskussionen oder qualitative Interviews an. Die abschließende Evaluation dient zur Auswertung und Kontrolle der erzielten Ergebnisse im vorgesehenen Zeitraum (vgl. Baumann et al. 2018d, 7).

4 Leitfaden zur Förderung der Gesundheitskompetenz

4.1 Der Nationale Aktionsplan Gesundheitskompetenz

Der Nationale Aktionsplan Gesundheitskompetenz wurde am 19. Februar 2018 der Öffentlichkeit vorgestellt. Im Anschluss wurde er von Vertretern aus Politik und Praxis kommentiert und diskutiert (vgl. Vorstellung Nationaler Aktionsplan 2018a). Er ist das Resultat eines Kooperationsprojektes der Universität Bielefeld, der Hertie School of Governance, dem AOK-Bundesverband und der Robert Bosch Stiftung. Finanziert wurde dieser durch die Robert Bosch Stiftung und dem AOK-Bundesverband. Das Projekt stand unter der Schirmherrschaft des ehemaligen Bundesgesundheitsministers Hermann Gröhe. Entwickelt wurde der Aktionsplan unter der Hinzunahme von beispielhaften Lösungsansätzen anderer Länder und der Mitarbeit einer Gruppe von anerkannten Experten. Dieser Expertenbeirat besteht aus elf Mitgliedern aus den Bereichen der Forschung, Politik, Wirtschaft und Zivilgesellschaft (vgl. Vorstellung Nationaler Aktionsplan 2018b). Insgesamt haben sechzig Entscheidungsträger aus der Politik und Praxis über die Handlungsschwerpunkte und ein Zusammenarbeiten diskutiert. Der Aktionsplan ist eine von mehreren Maßnahmen zur Förderung verständlicherer Gesundheitsinformationen. Er soll als wissenschaftlicher Leitfaden dienen, der aufzeigt, wie die Gesundheitskompetenz in Deutschland innerhalb der Bildung, Ernährung und Arbeit gestärkt werden kann. Außerdem soll er einen verständlicheren Austausch innerhalb der Arzt-Patienten-Beziehung unterstützten. (vgl. Vorstellung Nationaler Aktionsplan Gesundheitskompetenz 2018a). In Zusammenarbeit mit der Allianz für Gesundheitskompetenz, einem Zusammenschluss aus 14 Partnern im deutschen Gesundheitswesen, kann gemeinsam mit Ärzten, Pflegekräften, Krankenhäusern, Krankenkassen und anderen Akteuren des deutschen Gesundheitswesens, sowie den Behörden von Bund und Ländern, eine Veränderung im Gesundheitswesen herbeigerufen werden (vgl. Vorstellung Nationaler Aktionsplan Gesundheitskompetenz 2018b).

Die Allianz für Gesundheitskompetenz wurde im Juni 2017 gegründet. Die Partner haben sich in einer gemeinsamen Erklärung verpflichtet, das Gesundheitswissen zu verbessern und zu entwickeln. Dabei sind die priorisierten Handlungsfelder die Verbesserung der Gesundheitsbildung, qualitative Gesundheitsinformationen und Entscheidungshilfen im Internet und innerhalb eines verständlichen Arzt-Patienten-Gesprächs, sowie in allen anderen Gesundheitsberufen (vgl. Allianz für Gesundheitskompetenz 2017).

Akteure der Allianz für Gesundheitskompetenz

- **Bundesministerium für Gesundheit**
- **Gesundheitsministerkonferenz der Länder**
- **Der Beauftragte der Bundesregierung für die Belange der Patientinnen und Patienten sowie Bevollmächtigter für Pflege**
- **Bundesärztekammer**
- **Bundeszahnärztekammer**
- **Bundesvereinigung Deutscher Apothekerverbände e.V.**
- **Bundesarbeitsgemeinschaft Selbsthilfe von Menschen mit Behinderung, chronischer Erkrankung und ihren Angehörigen e.V.**
- **Deutsche Krankenhausgesellschaft**
- **Deutscher Pflegerat e.V.**
- **Gemeinsamer Bundesausschuss**
- **GKV-Spitzenverband**
- **Kassenärztliche Bundesvereinigung**
- **Kassenzahnärztliche Bundesvereinigung**
- **Verbraucherzentrale Bundesverband e.V.**
- **Verband der Privaten Krankenversicherung e.V.**

Abbildung 10: Liste der Akteure der Allianz für Gesundheitskompetenz
(vgl. Allianz für Gesundheitskompetenz 2017, eigene Darstellung)

Das Bundesministerium für Gesundheit beauftragte das Institut für Qualität und Wirtschaftlichkeit daher, im Jahr 2017 ein Konzept für nationales Gesundheitsportal zu erarbeiten. Dieses Portal soll seriöse, unabhängige und evidenzbasierte Beiträge im Bereich der Gesundheitsinformation zusammenführen. Zur Verbesserung des Arzt-Patienten-Gesprächs, hat das Bundesgesundheitsministerium bereits im Rahmen des Nationalen Krebsplans die Erarbeitung eines Musterlehrplans mit dem Thema der Kommunikation in der Medizin gefördert. Medizinstudenten werden damit über den gesamten Verlauf ihres Studiums Kompetenzen vermittelt, die Informationen über die Behandlung im praxisalltag laiengerecht und patientenfreundlich zu vermitteln (vgl. Vorstellung Nationaler Aktionsplan Gesundheiskompetenz 2018c).

Der Hintergrund für den Nationalen Aktionsplan Gesundheitsförderung und der Gründung der Allianz für Gesundheit, war der Stand der Gesundheitskompetenz innerhalb der deutschen Bevölkerung, der im Vorfeld der Arbeit erläutert wurde. In der modernen Gesellschaft wird Gesundheitskompetenz zu einer immer wichtigeren und anspruchsvolleren Aufgabe. Die Menschen sind jedoch nur unzureichend ausgestattet. Informationsquellen sind meist nicht seriös oder sind nur durch aufwand auffindbar. Zudem sind die Informationen nicht unabhängig geschrieben und durch wissenschaftliche Interessen beeinflusst. Auch das Bildungssystem bereitet die Menschen nicht angemessen darauf vor. Außerdem gelingt es dem Gesundheitssystem nicht, den Bedarf an Informationsquellen und Unterstützung zu befriedigen. Oft sind diese Informationen zu kompliziert und deren Verwendung überfordert die Betroffenen. Dadurch entstehen vermeidbare und redundante Kosten (vgl. Schaeffer et al. 2018b, 10f.). Nach Angaben der Weltgesundheitsorganisation werden zwischen drei und fünf Prozent der Ausgaben im Gesundheitssystem durch mangelnde Gesundheitskompetenz verursacht. Für Deutschland wären dies zwischen neun und 15 Milliarden Euro im Jahr (vgl. Dierbach 2018).

Um die Gesundheitskompetenz in Deutschland zu fördern und langfristig auf einem angemessen Stand zu halten, bedarf es eines gesamtgesellschaftlichen Ansatzes. Das Gesundheitssystem ist mit seinen verschiedenen Teilbereichen dabei besonders eingebunden. Auch das Erziehungs- und Bildungssystem und andere Bereiche des gesellschaftlichen Lebens müssen in diese Aufgabe einbezogen werden. Grundsätzlich lassen sich die Handlungsfelder in vier Bereiche aufteilen Die Bereiche sind in Lebenswelten, Gesundheitssystem, Forschung und chronische Erkrankungen unterteilt. Besonders die individuelle Lebensumwelt und das Alltagsleben der Personen spielen eine wichtige Rolle (vgl. Schaeffer et al. 2018c, 30f.). Die Finanzierung der Maßnahmen erfolgt auf unterschiedlichem Wege. Zum einen sollen Bereiche wie das Bildungswesen und die Forschung durch Steuergelder finanziert werden und zum anderen durch die Einrichtungen selbst. Wenn beispielsweise ein Krankenhaus sich gesundheitskompetent weiterentwickeln will, trägt es die finanziellen und personellen Ressourcen selbst (vgl. Pressemitteilung 2018).

Handlungsfelder

Die Gesundheitskompetenz in allen Lebenswelten fördern
Das Gesundheitssystem nutzerfreundlich und gesundheitskompetent gestalten
Gesundheitskompetent mit chronischer Erkrankung leben
Gesundheitskompetenz systematisch erforschen

Abbildung 11: Handlungsfelder des Aktionsplans
(vgl. Schaeffer et al. 2018, eigene Darstellung)

Es benötigt Handlungsbedarf im Gesundheitssystem, um es gesundheitskompetenter und nutzerfreundlicher zu gestalten und um die Anforderungen an die Menschen zu senken. Chronische Erkrankungen machen heutzutage Mehrheit der Volkkrankheiten aus. Diese stellen hohe Anforderungen an die Gesundheitskompetenz und das Selbstmanagement des Betroffenen. Das erste Handlungsfeld befasst sich damit, die Gesundheit in allen Lebenswelten zu fördern. Dabei sollen das Erziehungs- und Bildungssystem in die Lage versetzt werden, die Förderung von Gesundheitskompetenz so früh wie nur möglich im Lebenslauf zu integrieren.

Die Gesundheitskompetenz soll im Beruf und am Arbeitsplatz gefördert werden. Der Umgang mit Konsumgütern und Ernährungsangebot soll verbessert werden. Der Umgang mit Gesundheitsinformationen soll erleichtert werden. Auch die Kommunen sollen befähigt werden, in den Wohnumfeldern die Gesundheitskompetenz ihrer Bewohner zu stärken (vgl. Schaeffer et al. 2018d, 30f.). Aus platzgründen befindet sich im Anhang eine Übersicht der Handlungsfelder mit den jeweiligen Empfehlungen.

Dabei gelten übergreifend die Prinzipien: Soziale und gesundheitliche Ungleichheit verringern, Individuen und auch die strukturellen Bedingungen verändern, die Partizipation und Teilhabe ermöglichen, Chancen der Digitalisierung nutzen und die Kooperation von Akteuren aus allen Bereichen der Gesellschaft herstellen. Diese grundlegenden Prinzipien sollen die Umsetzung unterstützen (vgl. Schaeffer et al. 2018d, 52f.). Auch wird aufgezeigt, welche Akteure in den verschiedenen Bereichen involviert sind und welche Maßnahmen ergriffen werden müssen, um eine Umsetzung durchzuführen. Nicht aufgezeigt werden die Kosten und die Dauer des Verlaufs der Umsetzung der einzelnen Maßnahmen.

4.2 Bedeutung der Gesundheitskompetenz im Ausland

Das Konzept der Gesundheitsförderung wurde vor allem in Kanada und den USA analysiert und erforscht. Dort wurde der Begriff Health Literacy erstmals im Jahr 1974, in dem Artikel Health education as social policy, erwähnt (vgl. Schaeffer et al. 2017, 6). Auch die Weltgesundheitsorganisation erkannte die Gesundheitskompetenz, innerhalb der Gesundheitsförderung, als einen Schlüsselfaktor an und verdeutlichte so die länderübergreifende Bedeutung dieses Themas (vgl. WHO 2000, 2). Das Committee on Health Literacy entwarf ein Rahmenkonzept für die Gesundheitsförderung. Das Rahmenkonzept beschreibt die drei Haupteinflussfaktoren der Gesundheitskompetenz und die jeweiligen Maßnahmen einer möglichen Intervention. Diese Einflussfaktoren sind die Gesellschaft, das Bildungssystem und das Gesundheitssystem (vgl. Institute of Medicine 2004, 33ff.). Als Basis für die Gesundheitskompetenz gelten sprachliche Fähigkeiten, Lesefähigkeiten und nummerische Fähigkeiten. Diese helfen der Person innerhalb dem Bereich der Gesundheit.

Ende der 1980er Jahre kam die Diskussion auf, über welche literale Kompetenzen die US-amerikanische Bevölkerung verfüge, da aussagekräftige Ergebnisse in diesem Bereich fehlten. Der zu diesem Zweck durchgeführte National Adult Litercay Survey lieferte dazu erste aussagekräftige Daten. Seine Ergebnisse stießen auch in der Medizin auf große Beachtung. Zwischen 21 und 23 Prozent der befragten erwachsenen Amerikaner erreichte nur das niedrigste Niveau und wies große Probleme auf, schriftliche und nummerische Informationsquellen zu verstehen. Daraus ergab sich die Frage, welche Konsequenzen dies in Bezug auf gesundheitliche Themen hatte. Um diese Frage zu beantworten, wurden verschiedene Studien durchgeführt. Zum einen wurden Studien durchgeführt, die die literalen Fähigkeiten eines Patienten in unterschiedlichen Kontexten untersuchten und zum anderen wurde untersucht, welche Folgen mit einer eingeschränkten Gesundheitskompetenz einhergehen (vgl. Schaeffer et al. 2016a, 3). Die Ergebnisse der Studien zeigten, dass ein erheblicher Teil der amerikanischen Bevölkerung große Schwierigkeiten bei dem Verständnis medizinischer Behandlungs- und Therapiehinweise hat. Außerdem stellen eingeschränkte literale Fähigkeiten ein Gesundheitsrisiko dar und sie wird in Verbindung gebracht mit einer schlechten Selbsteinschätzung des persönlichen Gesundheitszustandes (vgl. Schaeffer et al. 2016b, 3f.). Innerhalb der Public Health Diskussion wurde der Gesundheitskompetenz einer wachsenden Bedeutung zugeschrieben. Dies besonders im Bereich der Gesundheitsförderung. Gesundheitskompetenz wird dort als stärkende Ressource verstanden, die für die Erhaltung und Förderung der Gesundheit essentiell ist (vgl. Schaeffer et al. 2016c, 4).

Bedeutende Ergebnisse zur Prävalenz einer begrenzten Health literacy innerhalb der US-amerikanischen Bevölkerung, lieferte der National Assessment of Litercay aus dem Jahr 2003. Ergebnisse zeigen, dass etwa die Hälfte der 19.000 befragten Personen ab einem Alter von 16 Jahren, über ein durchschnittliches Health-Literacy Niveau verfügen. 22 Prozent der Befragten besitzt nur grundlegende Fähigkeiten und 14 Prozent besitzt ein niedriges Niveau. Diese waren nicht in der Lage, einen Terminzettel zu verstehen oder einer schriftlichen medizinischen Anleitung zu folgen (vgl. Kutner et al. 2006, 3ff.).

Die USA haben als eine Maßnahme die Webseite Medlineplus USA geschaffen, auf der sich Nutzer zu gesundheitlichen Themen informieren können. Es ist die Webseite des National Institut of Health for patients and their families and friends. Erstellt wird sie durch die National Library of Medicine.im Jahr 1998. Im zweiten Quartal (April bis Juni) im Jahr 2017, verzeichnete die Internetseite 203 Millionen Aufrufe. Im Jahr 2016 ließen sich 990 Gesundheitsthemen auf Englisch abrufen (vgl. Medlineplus1). Die National Library of Medicineist die größte medizinische Bibliothek der Welt. Durch diese Webseite können aktuelle seriöse Gesundheitsinformationen jederzeit und kostenlos abgerufen werden. Auch Informationen zu Behandlungen, Medikamenteneinnahme oder Nahrungsergänzungsmittel können dort entnommen werden. Außerdem kann dort die Bedeutung von medizinischen Fachbegriffen nachgeschaut werden oder Videos und Illustrationen können eingesehen werden. Zudem ist es möglich, diese Informationen auf Spanisch zu erhalten. Die Plattform wird täglich aktualisiert und es gibt keine Werbung auf dieser Webseite. Auch wird kein Unternehmen unterstützt, um die wissenschaftliche Neutralität zu wahren (vgl. Medlineplus2).

Die Niederlande haben im Ländervergleich der HLS-EU die höchste Gesundheitskompetenz. In den Niederlanden sind Ärzte verpflichtet, den Patienten die Behandlung verständlich zu erklären. Die patientenfreundliche Kommunikation ist ein Teil der ärztlichen Ausbildung. Verschiedene medizinische Ansichten können mit dem Patienten diskutiert werden. Die Gesundheitskommunikation der Niederlande ist transparent für Migranten und Minderheiten. Informationen werden Visualisiert und in mehreren Sprachen aufbereitet. Zudem gibt es Mediatoren, Übersetzer und Trainer im Gesundheitsbereich. Schulungen werden auch für Menschen mit einer geringen Gesundheitskompetenz angeboten. Patientengruppen setzen stark auf die digitale Kommunikation. Auch andere medizinische Einrichtungen achten darauf, dass ihre Webseiten verständlich sind. Dazu nutzten sie die Hilfe von Fachpersonal zur Kommunikation mit bildungsfernen Personen. Trainingsprogramme sollen medizinisches Personal bestärken, die Gesundheitskompetenz des Patienten schnell zu erkennen und einzuschätzen (vgl. Fensch 2018).

Der europäische Health Literacy Survey lieferte erstmals repräsentative Daten über die Gesundheitskompetenz in acht Ländern Europas. Diese waren Bulgarien, Deutschland (Nordrheinwestfalen), Griechenland, Irland, Niederlande, Österreich, Polen und Spanien. Den Ergebnissen zufolge verfügen 12,4 Prozent der Bürger innerhalb Europas über ein unzureichendes Health Literacy Niveau. 35,2 Prozent haben Probleme in diesem Bereich. Addiert man diese Prozentwerte sieht man, dass fast die Hälfte der europäischen Bevölkerung Schwierigkeiten besitzen, Gesundheitsinformationen zu finden, diese zu verstehen, zu nutzten und zu bewerten. Es zeigen sich außerdem Unterschiede zwischen den Ländern die an dieser Studie teilgenommen haben. Die Niederlande haben den niedrigsten Anteil an Personen mit eingeschränkter Health Literacy. Bulgarien besitzt mit über 60 Prozent den höchsten Anteil. Deutschland, Polen und Griechenland bewegen sich auf demselben Niveau (vgl. Schaeffer et al. 2016c, 10.).

4.3 Electronic Health und Informationsorientierung

Unter dem Begriff Electronic-Health werden alle Anwendungen zusammenge-fasst, die bei der Behandlung und Betreuung von Patienten moderne Informa-tions- und Kommunikationstechnologien (ITK) nutzen (vgl. E-Health 2018a). Electronic-Health stellt dabei einen Oberbegriff für ein breites Spektrum von ITK-Anwendungen, bei denen die Informationen elektronisch verarbeitet und mittels einer gesicherten Datenverbindung ausgetauscht werden. Darunter fallen bei-spielsweise die Kommunikation medizinischer Daten, die mit einer elektroni-schen Gesundheitskarte zur Verfügung gestellt werden (vgl. E-Health 2018b). Das Informationsverhalten verändert sich je nach Ausprägung der Gesundheitskom-petenz(vgl. Schaeffer et al. 2018a, 26). Auch das soziale Umfeld stellt eine Infor-mationsquelle bei Krankheitsfragen dar. Obwohl der Haus- und Facharzt eine zentrale Anlaufstelle sind, werden diese jedoch nicht immer verstanden (vgl. Schaeffer et al. 2018b, 28.)

Nach Angaben der OECD (Organisation für wirtschaftliche Zusammenarbeit und Entwicklung) steigen die Gesundheitskosten innerhalb Europas bis zum Jahr 2020 von zehn Prozent auf 16 Prozent des europäischen Bruttoinlandproduktes an. Dies wird vor allem den Druck auf Deutschland erhöhen. Es wird davon aus-gegangen, dass zwischen 25 Prozent und 40 Prozent der gesamten Ausgaben im Gesundheitswesen durch Ineffizienz und Redundanz verursacht werden. Diese können durch den Einsatz von E-Health reduziert werden. Patienten mit chroni-schen Erkrankungen, wie beispielweise dem Diabetes mellitus, verursachen bis zu 70 Prozent der Gesamtausgaben des deutschen Gesundheitssystems. Hier wird der Einsatz von Telemonitoring als eine Lösung angesehen, um die Kosten zu ver-ringern (vgl. Scholz et al. 2017a, 337f.). Nach der PriceWaterhouseCooper-Studie, könnte innerhalb der EU bis zu einhundert Milliarden Euro eingespart werden, durch die Nutzung von medizinischen Apps und der Telemedizin (vgl. Lindner 2017a). Die Implementierung von E-Health-Anwendungen verläuft im deutschen Gesundheitsmarkt nur sehr langsam. Es existieren zu Teilen erfolgsversprechende Projekte, diese stellen jedoch meist nur Einzelfalllösungen dar und sind nicht für die Regelversorgung geschaffen (vgl. Scholz et al. 2017b, 338).

Technologische Herausforderungen bestehen im Bereich der Usabilitiy. Dies be-trifft die Gebrauchstauglichkeit und teilweise die Software. Viele Produkte sind nicht an örtliche Gegebenheiten anpassbar oder können nicht untereinander kommunizieren. Es führt zu unterschiedlichen Insellösungen, die keinen Daten-austausch untereinander erlauben. Auch mangelnde Kompetenz der Nutzer, bezogen auf Installation, Nutzung und Wartung, eine unzureichende Netzabdeckung, die unzureichende Möglichkeit die Produkte zu personalisieren und minderwertige Produktqualität stellen weitere technische Barrieren dar (vgl. Scholz et al. 2017c, 338). Im Bereich der Akzeptanz entstehen Probleme, die sowohl die Endnutzer, als auch für die Leistungserbringer und weiteres medizinisches Personal betreffen. Dabei stellen Sicherbedenken, unzureichendes Vertrauen und mangelnde Kompetenz in der Bedienung Problemfelder der Akzeptanz dar. Außerdem stellt die inadäquate Auswertung der Anwendungen ein Hindernis im Bereich der Akzeptanz dar (vgl. Merkel 2017a, 120). Ein weiterer zentraler Punkt ist die mangelnde Kommunikation von diesen Anwendungen und Unkenntnis über bereits vorhandene Anwendungsmöglichkeiten (vgl. Merkel 2017b, 121).

Die Finanzierung zeigt vor allem Barrieren in der langfristigen und nachhaltigen Tragfähigkeit. Viele Projekte werden durch öffentliche Fördermittel initiiert und enden meist mit dem Ablauf der Finanzierungszeit, da sie sich selbst nicht tragen können. Häufige Gründe hierbei sind meist hohe Anschaffungskosten. Grundsätzlich sind bei der Finanzierung unter anderem Bund, Länder oder Krankenhäuser als Stakeholder beteiligt. Meist entsteht die Frage, wie durch potenzielle Investitionen in E-Health-Anwendungen ökonomische Vorteile generiert werden können und wie die Investitionskosten gerecht verteilt werden können (vgl. Scholz et al. 2017d, 338). Risiken werden vorangestellt und der Diskurs potenzieller Vorteile wird gebremst. Vor allem Bedenken im Hinblick auf den Datenschutz und in der Verarbeitung von Patientendaten bestehen bedenken (vgl. Lindner 2017b). Hierzu wurde am 1. Januar 2016 das E-Health-Gesetz verabschiedet. Bis Ende 2018 sollen Arztpraxen und Krankenhäuser in ganz Deutschland an die Telematik-Infrastruktur angeschlossen werden. Zudem soll es künftige Regelungen im Bereich des E-Health geben, die Kommunikation der Anwendungen untereinander zu verbessern (vgl. E-Health-Gesetz 2018). Der Beschluss des 121. Ärztetages, das Verbot der Fernbehandlungen aufzuheben, ermöglicht Deutschland neue Handlungsspielräume, da rechtliche Grauzonen behoben worden sind (vgl. Fernbehandlungsverbot 2018).

„Patienten können nur dann eine Eigenverantwortung übernehmen, wenn sie die Ausführungen des behandelnden Arztes verstehen und die Risiken einer Intervention begreifen" (Kreyher et al. 2002a, 209). Damit die Verständlichkeit der Informationen gewährleistet werden kann, muss eine laiengerechte Ausdrucksweise gewählt werden. Die Information muss sich am Nutzen für den Patienten orientieren. Es gilt die Informationen in den Blickpunkt zu rücken, die auf den subjektiven Nutzen des medizinischen Verfahrens verweist, mit welchem der Patient behandelt wird. Dabei sind vor allem die Auswirkungen auf die Lebensqualität, Beschwerdefreiheit, Einfluss auf die Funktionstüchtigkeit sowie berufliche und soziale Folgen besonders wichtig (vgl. Kreyher et al. 2002b, 209f.). Es muss überlegt werden, wo die Patienten nach Hilfe, Unterstützung oder Informationen suchen. Es bedarf einer zielgruppengerechten Aufarbeitung der Informationen. Auch muss die Kommunikation an die unterschiedlichen Altersgruppen anpassen, Beispielsweise werden Kinder anders angesprochen als Erwachsene (vgl. Stada 2015b, 10).

Ergebnisse des HLS-GER zeigen, dass über 30 Prozent der Personen mit einer ausreichenden Gesundheitskompetenz das Internet als Informationsquelle nutzen. Bei Personen mit einer eingeschränkten Gesundheitskompetenz ist es jeder fünfte. Die Vermutung liegt nah, dass es am mangelnden Verständnis der Informationsquelle liegt. Mit der Zunahme der Gesundheitsinformationen im Internet, muss diesen Themen mehr Aufmerksamkeit gewidmet werden (vgl. Schaeffer et al. 2016, 66f.). Nach einem Beschluss des 121. Ärztetages soll das Fernbehandlungsverbot gelockert werden. Damit sollen künftig Beratungen und Behandlungen über Kommunikationsmedien und ohne einen persönlichen Erstkontakt im Einzelfall erlaubt sein. Damit könnte die Telemedizinkultur in Deutschland einen Schub erhalten (vgl. Fernbehandlungsverbot 2018). Jedoch können sich nur wenig junge Leute einen Webcam-Kontakt zum Arzt vorstellen. Aber gerade im Bereich der chronischen Patienten kann dieser Onlinekontakt entlastend und Zeitsparend sein (vgl. Stada 2017, 9). Auch die Gesellschaft gewöhnt sich an das Internet als Informationsmedium. Es ist schnell und komfortabel und erspart lange Wartezeiten in der Praxis. Daher müssen sich Mediziner stärker diesem Medium widmen (vgl. Stada 2016, 19).

Besondere Anforderungen gelten für Gesundheitsinformationen durch das Internet. Sie müssen sich in der Art der Aufmachung und vor allem an den Informationsbedürfnissen der Nutzer orientieren. Hierbei ist vor allem die Nutzerfreundlichkeit wichtig. Der Nutzer muss sich jederzeit durch eine klare Struktur der Informationen orientieren können. Der gesundheitsinteressierte Nutzer sucht spezifische Antworten zu einem konkreten Problem. Online-Informationen können durch Abfrage und Auswertung von Nutzerdaten auf die speziellen Bedürfnisse des Nutzers zugeschnitten werden (vgl. Kreyher et al. 2002c, 209). Die Anforderung ist hierbei, dass die Informationen sowohl zielgruppengerecht, als auch ansprechend gestaltet werden müssen, um sich aus der Maße der Informationsflut abzuheben. (vgl. Kreyher et al. 2002d, 209f.). Nach Angaben des Statistischen Bundesamtes suchten im Jahr 2015, 40 Millionen Menschen in Deutschland nach Informationen zum Gesundheit im Internet. Das entsprach einem Zuwachs von 11 Prozent gegenüber 2010. (vgl. Destatis 2016). In Deutschland durchläuft sich ein Trend auf den zweiten Gesundheitsmarkt, also auf der Ebene der Konsumenten. Mobile Anwendungen erfreuen sich zunehmender Beliebtheit. Es gibt 103.000 Apps für Smartphones zu den Bereichen Fitness, Wellness und Gesundheit. Auch Web-basierte Informationsplattformen mit einem thematischen Schwerpunkt der Gesundheit oder der Arztsuche werden immer mehr genutzt (vgl. Linder 2017c).

Beispiele für die Informationsorientierung im Zuge der Electronic Health sind frei zugängliche Webseiten zur Informationsvermittlung gesundheitsbezogener Themen. Die Allianz für Gesundheitskompetenz verabschiedete ein Konzept eines Nationalen Gesundheitsforums. Dort haben Personen die Möglichkeit sich zu gesundheitlichen Themen zu Informieren. Jedoch ist noch nicht bekannt, wann dieses Gesundheitsforum in Kraft tritt (vgl. Nationales Gesundheitsportal 2018) Ein anderes Beispiel ist die Webseite der Berliner Ärztekammer. Dort haben Personen unter anderem die Möglichkeit, nach Internetseiten zu suchen, die ihnen zuverlässige und industrieunabhängige Gesundheitsinformationen vermitteln. Außerdem können sie sich dort über ärztliche Behandlungen informieren, einen Arzt suchen oder Beratungsangebote einholen (vgl. Ärztekammer Berlin) Auch die flächendeckende medizinische Versorgung kann durch mobile Anwendungen verbessert werden. Dies betrifft vor allem ländliche Regionen. Als ein Beispiel ist hier Schweden zu nennen. Durch die landesweite Einführung einer elektronischen Patientenakte will Schweden ein vernetztes System schaffen und bürokratische Prozesse verringern (vgl. Linder 2017d).

5 Schlussbetrachtung

5.1 Zusammenfassung

Der Nationale Aktionsplan Gesundheitskompetenz stellt einen Leitfaden zur Förderung der Gesundheitskompetenz innerhalb der Deutschen Bevölkerung dar. Die Gesundheitskompetenz soll auf allen Ebenen in Deutschland gefördert werden. Dieses Vorhaben stellt einen gesamtgesellschaftlichen Ansatz dar. Auch das Erziehungs- und Bildungssystem sollen hierbei einbezogen werden. Der Aktionsplan bezieht sich als Leitfaden auf die Handlungsfelder die Gesundheit in allen Lebenswelten zu fördern, das Gesundheitssystem nutzerfreundlicher zu gestalten, die Gesundheitskompetenz bei chronisch Kranken zu fördern und Gesundheitskompetenz systematisch erforschen. Besondere Anforderungen gelten für die gesundheitlichen Informationsquellen aus dem Internet. Sie müssen nutzerfreundlich sein und eine klare Struktur bieten. Auch müssen sie sich gegenüber anderen Informationsquellen absetzten und hervorheben.

Die Möglichkeiten der Telekommunikation und Telemedizin können daher eine wichtige Aufgabe bei der Vermittlung solcher Informationen darstellen und die Vernetzung und Optimierung der medizinischen Versorgung fördern. Die Implementierung von E-Health-Anwendungen verläuft im deutschen Gesundheitsmarkt nur sehr langsam. Es existieren zu Teilen erfolgsversprechende Projekte, diese stellen jedoch meist nur Einzelfalllösungen dar und sind nicht für die Regelversorgung geschaffen. Beispiele für die Informationsorientierung im Zuge der Electronic Health sind frei zugängliche Webseiten zur Informationsvermittlung gesundheitsbezogener Themen. Die Allianz für Gesundheitskompetenz verabschiedete ein Konzept eines Nationalen Gesundheitsforum. Jedoch ist noch nicht bekannt wann dieses Gesundheitsforum in Kraft tritt.

5.2 Kritische Reflexion des Nationalen Aktionsplans Gesundheitskompetenz

Mit dem Hintergrund einer mangelnden Gesundheitskompetenz der deutschen Bevölkerung wurde die Allianz für Gesundheitskompetenz und der Nationale Aktionsplan Gesundheitskompetenz ins Leben gerufen. Jedoch ist außer einer Erwähnung der Allianz im Aktionsplan keine Wirkung bekannt (vgl. Paquet 2018a). Mangelndes Gesundheitswissen wirkt sich sowohl auf das Gesundheitssystem, als auch auf die Finanzen aus. Fehlende Gesundheitskompetenz kostet Deutschland zwischen drei und fünf Prozent der Behandlungskosten (vgl. Fricke 2018). Der ehemalige Gesundheitsminister Hermann Gröhe sprach von bis zu 15 Milliarden Euro im Jahr (vgl. Dierbach 2018a). Der Nationale Aktionsplan Gesundheitskompetenz enthält fünfzehn Empfehlungen, die zu einer Förderung der Gesundheitskompetenz beitragen sollen. Diese sind in die Handlungsfelder Lebenswelten, Gesundheitssysteme, chronische Erkrankungen und Forschung unterteilt. Die Empfehlungen reichen von einer verbindlichen Einführung einer Lebensmittelampel, bis hin zu systematischen Aufklärungskampagnen bezüglich der Urteilsfähigkeit zu Gesundheitsinformationen (vgl. Kolbeck 2018a).

Dabei geht es darum, die Aktionen systematisch und sinnhaft auf einander abzustimmen. Die Empfehlungen für das Gesundheitssystem sehen vor, die Navigation für die Patienten im Gesundheitssystems zu vereinfachen, Antragsprozesse und Unterstützungsangeboten zu aufzubauen und nutzerfreundlich anzubieten (vgl. Kolbeck 2018b). Auch die Kommunikation zwischen dem Fachpersonal und den Patienten soll wirksam und verständlich gestaltet werden. Jedoch kritisierte der Präsident der Bundesärztekammer Frank Ulrich Montgomery, dass die Zeit-Budgetierung innerhalb der ärztlichen Arbeit ein großes Hindernis bei einer patientenfreundlichen Kommunikation darstellt, da es Zeit benötigt einem Patienten bestimmte Verläufe angemessen zu erklären (vgl. Dierbach 2018b, Kolbeck 2018c). Betrachtet man die Inhalte aus Kapitel 3.4, so dauert ein Patientengespräch in einer deutschen Praxis zwischen drei und acht Minuten. (vgl. Spiegel 2017).Ein Arzt hat im Laufe seines Arbeitslebens durchschnittlich 150.000 Gespräche mit Patienten (vgl. Hirschhausen 2013). Nach Angaben des Stada Gesundheitsreports 2015 kann es vorkommen, dass ein Arzt bis zu 160 Patienten am Tag behandelt (vgl. Stada 2015c, 8). Es ist naheliegend, dass diese kurzen Arzt-Patientengespräche die Therapie und die Krankheitserkennung negativ beeinflussen (vgl. Spiegel 2017b).

Der behandelnde Arzt müsste zudem bei einer längeren Behandlungs- und Beratungszeit einen höheren finanziellen Ausgleich erhalten und das bei jedem Patienten. Damit dies gelingen kann, muss das Honorarsystem der Ärzte, vor allem der Kassenärzte umgestellt werden. Kassenärzte werden nach einem Honorarsystem der Krankenkassen vergütet. Dies geschieht in Form von Pauschalen pro Patient und Quartal. Der Pauschalbetrag ist unabhängig vom Umfang der Behandlung oder der Anzahl der Patientenbesuche (vgl. Ploch 2018a). Führt der Arzt mit dem Patienten ein problemorientiertes Gespräch von mindestens zehn Minuten, kann er zusätzlich für jede weiteren abgeschlossenen zehn Minuten, eine Pauschale von 9,59 Euro berechnen. Diese Pauschale ist jedoch auf die Hälfte der behandelten Patienten pro Quartal beschränkt. Umgerechnet sind dies 4,80 Euro pro Patient im Quartal (vgl. Ploch 2018b). Dieser ökonomische Druck erhöht das Risiko, dass ein Patient redundante Leistungen angeboten bekommt, vor allem im Bereich der privaten Zusatzleistungen, da diese nicht in den Leistungskatalog der Krankenkassen fallen und vom Patienten selbst bezahlt werden. Das bedeutet wiederum eine höhere finanzielle Vergütung für den Arzt (vgl. Wolf 2016, Meffert 2011, 8ff.). Diese falsch gesetzten Anreize stellen ein Hindernis im Vertrauen zum Arzt dar. Gerade bei der jungen Bevölkerung fehlt dieses Vertrauen in die Mediziner, da sie glauben, dass der Arzt ihnen nicht helfen kann. (vgl. Stada 2016, 19).

Damit sich Personen im Gesundheitssystem zurechtfinden, benötigen sie Unterstützungsangebote. Jedoch sind diese meist akademisch zugeschnitten und können Laien nicht als Informationsmaterial dienen, dass muss geändert werden (vgl. Kolbeck 2018d). In Bezug auf die Patientenorientierung sollte das Informationsmaterial den Patienten aus der hilfsbedürftigen Lage heraus führen und die Selbstbefähigung, in Form von Eigenverantwortung und Teilhabe, aktivieren (vgl. Kreyher 2002, 208.). Betrachtet man Kapitel 4.2, so lässt sich hier vorschlagen, dass sich an den Niederlanden orientiert werden kann, da deren Gesundheitskommunikation patientenfreundlich und transparent ist (vgl. Kapitel 4.2).

Auch digitale Gesundheitsinformationen sollen durch das nationale Gesundheitsportal verbessert werden. Im Internet informieren bis täglich bis zu 40 Millionen Deutsche zu gesundheitlichen Fragen, können jedoch nicht zwischen seriösen und unseriösen Informationen unterscheiden (vgl. Destatis 2016a, Schaeffer et al. 2018, 31). Es fehlt ein kritisches Verhältnis zu den dort vorzufindenden Themen zu gesundheitlichen Informationen. Qualitätsanforderungen und Evidenz spielen bei der Rangfolge der Suchergebnisse keine Rolle. Die guten und nützlichen Ergebnisse werden überlagert von nutzlosen oder sogar falschen Informationen (vgl. Paquet 2018b). Die Nutzer werden überschüttet von Inhalten, jedoch sind diese nicht hilfreich, wenn sie nicht verstanden werden. Mediziner müssen sich stärker dem Internet als Informationsmedium widmen, um langfristig das Vertrauen zurückzuerlangen (vgl. Stada 2015, 10, Stada 2016, 19).

Das Nationale Gesundheitsportal soll Personen helfen, sich Informationen zu gesundheitlichen Themen sicher und verständlich anzueignen. Es nutzen täglich bis zu 40 Millionen Deutsche das Internet für gesundheitliche Informationen (vgl. Destatis 2016b) Das verdeutlicht das Potenzial. Der Arzt hat zudem die Möglichkeit, sein Wissen schriftlich und laiengerecht zu vermitteln, was Zeit und Mehrarbeit spart. Dadurch könnte auf der einen Seite qualifiziertes Wissen vermittelt werden, auf der anderen Seite würde dies die Behandlung vereinfachen, da der Arzt die relevanten Informationen leichter an informierte Patienten vermitteln kann. Bisher ist es nur ein Konzeptentwurf ohne zeitliche Festung der Umsetzung. Obwohl der ehemalige Gesundheitsminister Hermann Gröhe das Potenzial des Internets deutlich betonte. Es wird sich zeigen, wie sich die digitale Informationsorientierung im Gesundheitswesen entwickeln wird.

Der Aktionsplan verfolgt eine gesamtgesellschaftliche Strategie zur Stärkung der Gesundheitskompetenz in Deutschland (vgl. Pflege 2018a). Die Empfehlungen richten sich an Beteiligte in den Bereichen der Gesellschaft, Bundes- und Landesregierungen, Ministerien, Gemeinden und Kommunen. Auch die Spitzenorganisationen im Gesundheitswesen, Gesundheitsberufe, Sozialversicherungsträger, zivile Organisationen, Forschungs- und Bildungseinrichtungen, der private Sektor, Arbeitgeber- und Arbeitnehmerverbände, Bürgerinitiativen, Verbraucherorganisationen, Patientenvertreter, Selbsthilfeorganisationen und Medien werden angesprochen (vgl. Vorstellung Nationaler Aktionsplan 2018, Pflege 2018b). Innerhalb des Aktionsplans wird sehr umfassend auf den Anspruch zur Förderung der Chancengleichheit aufmerksam gemacht, beispielsweise durch Forderungen wie den Abbau der sozialen Ungleichheit oder die Förderung der Partizipation. (vgl. Schaeffer 2018, 23).

Ein Beispiel wäre hier im Handlungsfeld die Gesundheitskompetenz in allen Lebenswelten fördern. Eine Maßnahme sieht hier vor die Gesundheitskompetenz so früh wie möglich im Lebenslauf zu beginnen. Als Umsetzungsmaßnahme wird das Schulfach Gesundheit vorgeschlagen (vgl. Schaeffer 2018, 32). Dieser Ansatz ist richtig und wichtig. Gerade in den jungen Jahren wird der Grundstein der Gesundheit gelegt, zudem lassen sich Heranwachsende ähnlich ansprechen (vgl. Saß 2015, 288).

Jedoch müssen für diesen Schritt die Lehrpläne umgestellt werden. Allgemein findet keine Gesundheitsbildung statt (vgl. Stada 2017a, 8ff). Bei 69 Prozent der Befragten des Stada-Gesundheitsreports 2017, spielt das Thema der Gesundheit innerhalb der Schule keine wichtige Rolle Bei 36 Prozent der Befragten mit einer ausreichenden Gesundheitskompetenz wurde Gesundheit innerhalb der Schule als wichtig eingestuft. 23 Prozent der Befragten geben an, in der Schule am meisten über das Thema Gesundheit gelernt zu haben. Nach Ergebnissen des Stada-Gesundheitsreports 2017, wünschen sich 80 Prozent der 18 bis 24 Jährigen das Schulfach Gesundheit (vgl. Stada 2017b, 18). Dieses Projekt kann jedoch nur durch die Bundesländer eingeleitet werden, da sie für die Bildungspolitik zuständig sind. Außerdem sind steuerliche Regelungen zu finden, da die Forschung und Bildung durch Steuern finanziert werden soll (vgl. Pressemitteilung 2018). Im Aktionsplan fehlt außerdem eine Beschreibung, wie diese Maßnahme in der Praxis realisiert werden soll. Auch sollten die Lehrpläne im Vorfeld verändert werden, da die Gesundheitsbildung im gesamten deutschen Schulsystem keine wichtige Rolle zugewiesen wird. (vgl. Stada 2017c, 17). Ein anderes Problem stellt eine potenzielle Überforderung der Schulen dar, im Angesicht der übrigen Bildungsanforderungen und Projektwochen(vgl. Paquet 2018c, Kolbeck 2018f). Gesundheitsbildung ist nicht das alleinige Problem einer Schulform, sondern ein Problem des gesamten Schulsystems. Ein Grund hierfür ist, dass Gesundheit kein zentrales Thema darstellt und das unabhängig von der Schulform (vgl. Stada 2017d, 12). Gesundheit als Schulfach muss ansprechend vermittelt und darf nicht als unwichtig abgestempelt werden. Es sollte daher praxisorientiert beigebracht und vermittelt werden. Auch könnten Ärzte, Physiotherapeuten oder Ergotherapeuten in diesen Unterricht eingebunden werden (vgl. Stada 2017e, 8f). Ein Beispiel stellt ihr Norwegen dar. Dort werden in den ersten zehn Schuljahren insgesamt 200 Stunden für Gesundheit und Ernährung verbindlich vorgesehen (vgl. Stada 2017f, 18).

Allgemein sind viele Empfehlungen des Aktionsplans ungenau. Viele Empfehlungen des Nationalen Aktionsplans sind zu theoretisch oder veraltet. Es sind weder genauere Zeiträume vorgesehen, noch sind die genaueren Verantwortlichkeiten festgelegt (vgl. Kolbeck 2018e). Auch sind Projekte wenig evaluiert und erzielen nicht die gewünschte Wirkung (vgl. Dierbach 2018a). Es bedarf einer genauen Strategie mit Zwischenzielen, um die Ergebnisse auswerten zu können. Beschreibung der Ziele muss smart sein, das heißt sie sollen spezifisch, messbar, erreichbar, realistisch und terminiert sein (vgl. Dorner 2018a, 200ff). Wichtig ist hierbei, dass einheitliche Standards gegeben sind, damit die Ergebnisse allgemeingültig sind. Anzumerken ist, dass an keiner Stelle des Aktionsplans von den Bürgern selbst etwas verlangt wird (vgl. Paquet 2018e). Gerade der aktive Einbezug der Bevölkerung ist für Gesundheitskampagnen unerlässlich. Vergleicht man Kapitel 3.7, so lässt sich entnehmen, dass moderne Kommunikationskampagnen bewusst Feedbackkanäle oder Plattformen für den Austausch mit einer Zielgruppe einbinden (vgl. Bonfadelli et al. 2010, 15f.). Auch die Finanzierung der Maßnahmen ist unklar. Betrachtet man Kapitel 2.5 der Arbeit, so sind die zentralen Punkte der Setting-Arbeit die Problemdefinition, die Strategie- und Zielformulierung, die

Durchführung und die Auswertung. Der Plan soll einen zeitlichen Ablauf, mit den jeweiligen Zwischenzielen, ein Finanzplan, die zuständigen Verantwortlichkeiten, die Berichtserstattung und die Evaluation festgelegen (vgl. Dorner 2018b, 200f). Da die genaue Finanzierung unklar ist, bzw. die jeweiligen Akteure auf sich gestellt sind, laufen die Projekte die Gefahr, auf Ablehnung zu stoßen.

Die Einführung der Lebensmittelampel stieß bei der Verbraucherministerin Ilse Aigner auf Ablehnung, es ist daher fraglich, ob ein erneuter Vorschlag einer Lebensmittelampel innerhalb des Nationalen Aktionsplans nützlich ist. Verbrauchern wird dadurch die Orientierung nicht erleichtert. Außerdem ist es schwer, die Angaben rechtlich seriös zu bestimmen, ab welchen Werten die drei Farbstufen grün (niedrig), gelb (mittel) und rot (hoch) abgebildet werden sollen. Ein Beispiel wäre hier unter anderem, dass Cola light mit grün markiert werden und Bio-Apfelsaft solle dagegen mit rot gekennzeichnet werden (vgl. Kuhr 2013a).

Gesundheitskompetenz ist eine Querschnittsaufgabe und betritt alle Akteure im Gesundheitsbereich (vgl. Dierbach 2018b). Daher sollte sich das System an ihnen orientieren. Die Inhalte aus Kapitel 3.4 zeigen jedoch, dass die Zusammenarbeit der verschiedenen Gesundheitsberufe Lücken aufweist. Die Verteilung der Aufgaben zwischen den unterschiedlichen Berufsgruppen entspricht nicht dem Morbiditätsspektrums und der demografischen Entwicklung. Die Verteilung hält den neuen strukturellen Anforderungen nicht stand. Die lückenhafte Evaluationskultur des deutschen Versorgungssystems zu behoben werden, dies gilt als Grundstein für eine erfolgreiche Beseitigung von Fehlentwicklungen und der Eingliederung potenzieller Konzepte der Gesundheitsversorgung (Glaeske 2011, 8f.). Im Kapitel 3.6 Gesundheitsmarketing wird unter anderem auf die zielgerichtete Zielgruppensegmentierung eingegangen. Sie ist für die konkrete Positionierung der Maßnahmen unabdinglich. Problem hierbei ist, dass jedes Handlungsfeld mit den dazugehörigen Empfehlungen die Zielgruppen unspezifisch einteilt. Es wird nicht spezifisch auf die verschiedenen chronischen Volkskrankheiten eingegangen. Damit ein Interesse bei den Betroffenen entsteht, müssen diese individuell angesprochen werden. Vor allem im Anbetracht, da eine Veränderung des individuellen Verhaltes der chronisch kranken Patienten gefordert wird. Werden die Betroffenen nicht direkt angesprochen, werden sie nicht aktiviert sich gesundheitsförderlich zu verhalten. Es muss dem Empfänger klar sein, worum es geht, dass gilt als Grundvoraussetzung aller folgenden Schritte (vgl. Bonfadelli 2010d, 28ff.).

In Deutschland leiden 45 Prozent an mindestens einer chronischen Erkrankungen, darunter sind 6,7 Millionen Diabetiker (vgl. Stada 2014, 4, Diabetes mellitus

2017a). Zwei Fünftel aller durch stoffwechselbedingten Krankheiten getätigten Ausgaben, werden durch die Behandlung von Diabetes mellitus verursacht (vgl. Maaz et al. 2017, 18f.). Es entstehen dabei jährliche Kosten von 35 Milliarden Euro (vgl. Diabetes mellitus 2017b). Die Unkenntnis bei chronischen Patienten über die eigene Erkrankung ist hoch, das vor allem bei Diabetikern. Insgesamt 72 Prozent der Diabetiker wissen nicht, was in ihrem Körper geschieht durch die Stoffwechselerkrankung (vgl. Stada 2015, 4). Besonders die Bequemlichkeit der Personen und mangelndes Interesse stellen, hierbei Gründe für das Scheitern der Maßnahmen dar (vgl. Stada 2014, 3). Die Selbstbefähigung kann nur erreicht werden, wenn es sich an den relevanten Kriterien der Nutzer orientiert und diese kommuniziert (vgl. Ose 2011, 45). Auf jede dieser Zielgruppen muss dabei unterschiedlich eingegangen werden, da sich sowohl die Setting-Angebote, als auch der Informationsbedarf für diese Zielgruppe verändert. Dazu müssen auch die Faktoren einbezogen werden, die die Gesundheitskompetenz beeinflussen. Die Faktoren sind ein geringer Bildungsstand und niedriger sozialer Status, ein Migrationshintergrund, ein höheres Lebensalter und chronische Erkrankungen (vgl. Schaeffer et al. 2018c, 23ff.). Bei diesen Faktoren bedarf es einer gesamtpolitischen Entscheidung, vor allem in Bereich der Bildung. Auch muss auf die kulturelle Differenzierung eingegangen werden, da sie einen wichtigen Punkt der Zielgruppensegmentierung darstellt. Es müssen dabei auch die Länder und Kommunen eingebunden werden, ebenso die Bildung und Forschung, Familie, Senioren, Kinder und Jugendliche, Ernährung und Verbraucherschutz, Verkehr, Medien, Arbeit und Soziales (vgl. Kapitel 3.7). Grundsätzlich mangelt es an einer konkreten Priorisierung. Es ist unklar welches der Handlungsfelder beginnend umgesetzt wird. Zum einen wird dem Bildungssystem und der Forschung eine hohe Bedeutung zugewiesen, da sie für eine evidenzbasierte Weiterentwicklung und Informationsverarbeitung unabdingbar sind. Auf der anderen Seite wird dem Bereich Lebenswelten eine hohe Bedeutung zugewiesen, da dort die größten Baustellen zu beheben seien (vgl. Pressemitteilung 2018a). Auch das nutzerfreundliche und verständliche Gesundheitssystem wird als wichtig eingestuft. Meist verfolgt jeder Beteiligte seine favorisierten Bereiche selbstständig (vgl. Pressemitteilung 2018b). Betrachtet man die geplante der Finanzierung der Maßnahmen, so sieht es ähnlich aus. Teilweise sind die geplanten Maßnahmen kostenlos. Für andere Empfehlungen sind die betroffenen Institutionen auf sich gestellt Sie sollen die gesundheitskompetente Weiterentwicklung eigenständig finanzieren und selbstständig personelle Ressourcen stellen. Darunter fallen auch Krankenhäuser, Arztpraxen und Pflegeheime (vgl. Pressemitteilung 2018c). Genau dies sind Anlaufstellen mit den höchsten personellen und finanziellen Problemen. Langfristig wird ihnen ein Nutzen aus dieser Umstellung versprochen, jedoch ist der Übergang selbstständig zu meistern (vgl. Pressemitteilung 2018d). Eine weitere Gefahr besteht darin, dass durch das Ausbleiben eines einheitlichen Systems, Parallelstrukturen entstehen.

5.3 Beantwortung der Forschungsfrage

Ist der Nationale Aktionsplan eine Chance zur Verbesserung der Gesundheitskompetenz in der Bevölkerung? Die Grundidee des Aktionsplans ist richtig. Auch ist es richtig, die Notwendigkeit der Gesundheitskompetenz innerhalb der Bevölkerung zu fördern. Betrachtet man jedoch die Einflussfaktoren, welche die Gesundheitskompetenz beeinflussen, so wird ihnen zu wenig direkte Aufmerksamkeit geschenkt. Auch sind die Zwischenziele, die spezifischen Zielgruppen und jeweiligen Strategien sind unklar. Kommt die Gefahr auf, dass durch mangelndes Interesse und fehlendes Engagement, diese Empfehlungen nur bei einer Empfehlung bleiben. Zudem fehlt eine eindeutige Priorisierung der Handlungsfelder. Die Selbstbefähigung der Bürger, ist ein wichtiger Punkt in der Zukunft unserer Gesellschaft. Ein weiterer Punkt ist die Bildung. Sie stellt einen wesentlichen Grundpfeiler der Gesundheitskompetenz dar. Vor allem in jungen Jahren wird der Grundpfeiler der Gesundheit gebildet, also sollte Bereits in der Schule das Interesse und die Notwendigkeit der Gesundheit gefördert werden. Es bedarf einer gesamtpolitischen Entscheidung der Bundesländer, die Bildung in dem Bereich Gesundheit zu fördern. Zudem sind auch steuerliche Regelungen zu finden, da die Forschung und Bildung durch Steuern finanziert werden soll. Auch muss das Konzept der nationalen Gesundheitsplattform gefördert und öffentlich kommuniziert werden. Diese Plattform kann eine Grundlage zur Informationsbereitstellung und Wissensvermittlung darstellen.

Abschließend lässt sich sagen, dass der Aktionsplan als Leitfaden zur Förderung der Gesundheitskompetenz erst eine Chance darstellt, wenn konkrete terminierte Ziele geschaffen werden, die spezifischen Zielgruppen segmentiert werden, die strategische Planung und die Kommunikation der Maßnahmen konkretisiert wird und ein Finanzplan erstellt wird, der niemanden bevorzugt oder benachteiligt. Die finanziellen Verluste durch mangelnde Gesundheitskompetenz und chronische Erkrankungen müssen stärker kommuniziert werden. Die Vermittlung von Wissen, im Bereich der Gesundheit, muss angepasst an jede soziale Schicht, Alter oder Bildungsstand sein. Auch die Selbstbefähigung jeden Bürgers, muss stärker kommuniziert und patientenfreundlicher vermittelt werden. Auch muss die Zeit-budgetierung der Ärzte verbessert werden, durch eine Umstellung des Honorarsystems der Krankenkassen. Dies muss zusätzlich zum Aktionsplan geschehen. Es bedarf gesamtpolitischer Rahmenbedingung, damit die Setting-Ansätze des Nationalen Aktionsplans Gesundheitskompetenz umgesetzt werden können.

5.4 Erfolgsfaktoren und Handlungsempfehlung

Alle beteiligten Akteure am Gesundheitsplan, sollten eine Strategie erstellen, wie sie Zusammenarbeiten und welcher Akteur welche Aufgabe hat. Anschließend sollte dies im Aktionsplan kommuniziert werden. Auch die Finanzierung der einzelnen Empfehlungen sollten darin nachvollziehbar dargestellt werden. Die Zielgruppen müssen genauer spezifiziert werden, da an sie die Botschaften und Maßnahmen gerichtet sind. Auch muss klar sein, wie diese Zielgruppen am bestmöglichen erreicht und aktiviert werden können. Zum einen sollte die Notwendigkeit der Gesundheitskompetenz verdeutlicht werden, zum anderen könnte die nationale Gesundheitsplattform eine Grundlage zur Informationsbeschaffung für die Bevölkerung darstellen. Dafür muss sie in die Realität umgesetzt werden.

In Bezug auf die Informationsvermittlung und einer Förderung der Patientenkompetenz, kann sich an den Niederlanden orientiert werden, die patientenfreundliche Kommunikation stärker im Medizinstudium zu verankern. Grundsätzlich benötigen alle Angestellten im Gesundheitswesen mehr Zeit. Der Beschluss der Bundesärztekammer, das Fernbehandlungsverbot aufzuheben, ist ein richtiger Schritt, um Ärzten mehr Behandlungszeit zu ermöglichen. Im Gegenzug sollten patientenfreundliche gut visualisierte Informationen zielgruppenspezifisch Vermittelt werden, damit der Patient unabhängig von der Entfernung zum behandelnden Arzt, selbstständig gesundheitliche Informationen ansammeln kann. Zudem sollte die Behandlungszeit der Ärzte verlängert und höher vergütet werden. So hätte der Arzt genug Zeit, dem Patienten die Vorgänge angemessen zu erklären. Auf der anderen Seite könnte ein informierter Patient seine Leiden genauer beschreiben, was dem Arzt entgegenkommt. Dadurch könnte der Arzt gezieltere Therapieschritte einleiten. Programme zur Befähigung chronisch Kranker muss spezifischer unterteilt werden. So würden sich diese Personen stärker angesprochen fühlen, was sie wiederum aktiviert sich gesundheitsförderlich zu verhalten und sich mehr mit ihrer Krankheit auseinander zu setzen.

Das gesamte Schulsystem, unabhängig von den Bildungsstufen, sollte die Gesundheit als einen zentralen Punkt der Bildung anerkenne und die Lehrpläne so umstellen, dass es ein Schuldfach Gesundheit geben kann. Ziel hierbei sollte zudem sein, dass die Schulen mit diesem Fach nicht überfordert werden oder auf sich gestellt werden. Das Schulfach sollte ansprechend und praxisorientiert gestaltet werden und durch medizinisches Fachpersonal unterstützt werden. Damit könnte die Notwendigkeit der Gesundheit schon früh in den Köpfen der Bevölkerung verankert werden, ohne Gefahr zu laufen auf Desinteresse zu stoßen.

Literaturverzeichnis

Aertzeblatt (2017): Gesundheitskompetenz der Bevölkerung in Deutschland, https://www.aerzteblatt.de/callback/image.asp?id=79006 (21.04.2018)

Allianz für Gesundheitskompetenz (2017): Gründung der Allianz für Gesundheitskompetenz. https://www.bundesgesundheitsministerium.de/ministerium/meldungen/2017/juni/allianz-fuer-gesundheitskompetenz.html (08.06.2018)

Altgeld, Thomas (2004): Expertise. Gesundheitsfördernde Settingansätze in benachteiligten städtischen Quartieren, Im Auftrag der Regiestelle E&C der Stiftung SPI, Landesvereinigung für Gesundheit Niedersachsen e.V. Hannover.

Antonovsky, Aron (1997): Salutogenese. In: Franke, Alexa (Hrsg.). Zur Entmystifizierung der Gesundheit, Deutsche erweiterte Herausgabe, Tübingen.

Antwerpes, Frank (2015): Epidemiologie. http://flexikon.doccheck.com/de/Epidemiologie# (27.04.2018)

Ärztekammer Berlin (2018): Bürger. https://www.aerztekammer-berlin.de/30buerger/index.html (08.06.2018)

Baker, David (2006): The Meaning and the Measure of Health Liceracy. Journal of General Internal Medicine, Chicago.

Bandelow, Nils (2005): Gesundheit. Konkurrierende Gesundheitskonzepte. In: Schubert, Klaus (Hrsg.) (2005): Handwörterbuch des ökonomischen Systems der Bundesrepublik Deutschland. Wiesbaden, S. 184.

Bartholomeyczik, Sabine (2005): Zur Epidemiologie und ihrer Bedeutung für die Pflege. In: Bartholomeyczik, Sabine (Hrsg.), Fokus: Epidemiologie und Pflege, Hannover, 18 – 29.

Baumann, Eva; Reifegerste Doreen (2018): Gesundheitskampagnen. In: Beck, K.; Reus, G. (Hrsg), Medien und Gesundheit, Wiesbaden, 53 – 71.

Bruhn, Manfred; Meffert, Heribert (2002): Exzellenz im Dienstleistungsmarketing. Fallstudien zur Kundenorientierung, Wiesbaden

Bundesministerium für Gesundheit (2017): E-Health. https://www.Bundesgesundheitsministerium.de/service/begriffe-von-a-z/e/e-health/?L=0 (04.05.2018)

Bundesministerium für Gesundheit (2015): Prävention.
https://www.bundesgesundheitsministerium.de/service/begriffe-von-a-z/p/praevention.html (18.04.2018)

Bonfadelli, Heinz; Friemel, Thomas (2010): Kommunikationskampagnen im Gesundheitsbereich. Grundlagen und Anwendungen, 2., völlig überarbeitete und erweiterte Auflage, Konstanz, S. 15.

BzgA (2006): Kriterien guter Praxis in der Gesundheitsförderung bei sozial Benachteiligten. Gesundheitsförderung konkret, Band 5.

Büssers, Peter (2009): Das Konzept der Salutogenese nach Aron Antonovsky. Eine Perspektive für die Gesundheitsbildung. Köln.
http://www.peterbuessers.de/studium/salutogenese.pdf (26.06.2018)

Destatis (2016): 40 Millionen Menschen in Deutschland informieren sich im Internet über Gesundheitsthemen.
https://www.destatis.de/DE/PresseService/Presse/Pressemitteilungen/zdw/2016/PD16_14_p002.html (26.06.2018)

Destatis (2018a): Krankheitskosten.
https://www.destatis.de/DE/ZahlenFakten/GesellschaftStaat/Gesundheit/Krankheitskosten/Krankheitskosten.html (26.02.2018)

Destatis (2018b): Gesundheitsausgaben nach Ausgabeträgern.
https://www.destatis.de/DE/ZahlenFakten/GesellschaftStaat/Gesundheit/Gesundheitsausgaben/Tabellen/Ausgabentraeger.html (206.06.2018)

Diabetes mellitus (2017): Deutscher Gesundheitsbericht Diabetes 2017.
https://www.diabetesde.org/pressemitteilung/deutscher-gesundheitsbericht-diabetes-2017-erschienen (26.06.2018).

Dierbach, Heike (2018): Nationaler Aktionsplan will Gesundheitskompetenz in Deutschland stärken: Mit 15 Empfehlungen.
https://deutsch.medscape.com/artikelansicht/4906768 (08.06.2018)

Doris, Schaeffer, Eva-Maria, Berens; Vogt, Dominique (2017): Gesundheitskompetenz der Bevölkerung in Deutschland. Ergebnisse einer repräsentativen Befragung, Bielefeld.
https://www.aerzteblatt.de/archiv/185753/Gesundheitskompetenz-der-Bevoelkerung-in-Deutschland (20.04.2018)

Dorner, Thomas (2018): Generelle und spezifische Ziele. In: Egger, Matthias; Razum, Oliver et al. (Hrsg.). Public Health. Sozial- und Präventivmedizin Kompakt. Berlin; Boston, 200 – 205.

E-Health (2018): E-Health. https://www.bundesgesundheitsministerium.de/service/begriffe-von-a-z/e/e-health.html (08.06.2018)

Fensch, Martin (2018): „Gezond" – so machen es die Niederländer. https://www.landdergesundheit.de/gesundheitskompetenz/gezond-so-niederlaender (08.06.2018)

Fernbehandlungsverbot (2018): Ärztetag beschließt Liberalisierung der Fernbehandlung. https://www.aerzteblatt.de/nachrichten/95084/Aerztetag-beschliesst-Liberalisierung-der-Fernbehandlung (08.06.2018)

Fleßa, Steffen; Greiner, Wolfgang (2013): Grundlagen der Gesundheitsökonomie. Eine Einführung in das wirtschaftliche Denken im Gesundheitswesen, 3., überarbeitete Auflage, Heidelberg; Berlin.

Fragebogen (2017): Gesundheitskompetenz der Bevölkerung in Deutschland. Ergebnisse einer repräsentativen Befragung. https://www.aerzteblatt.de/archiv/185753/Gesundheitskompetenz-der-Bevoelkerung-in-Deutschland (08.06.2018)

Fricke, Anno (2018): Aktionsplan soll Gesundheitskompetenz stärken. https://www.aerztezeitung.de/praxis_wirtschaft/e-health/article/957801/wissen-richtig-nutzen-aktionsplan-soll-gesundheitskompetenz-staerken.html?ticket=ST-34187-w9agoDH1xOCiasiKbaLV-1aae913e-2c05-4328-7c2a-a16e (08.06.2018)

Gesundheitskompetenz (2010): Gesundheitskompetenz. Unterschiedliche Richtungen. https://www.quint-essenz.ch/de/topics/1274 (21.04.2018)

Glaeske, Gerd (2011): Patientenorientierung in der medizinischen Versorgung. Vorschläge zur notwendigen Weiterentwicklung und Umgestaltung unseres Gesundheitswesens, Bonn: Abteilung Wirtschafts- und Sozialpolitik.

Gold, Carola; Bräunling, Stefan; Geene, Raimund; et. al. (2010): Aktiv werden für Gesundheit- Arbeitshilfen für Prävention und Gesundheitsförderung im Quartier. 2., aktualisierte und erweiterte Auflage, Berlin.

Gramsch, Eberhard; et al. (2009): Qualitätsmanagement und die Sicht der Patienten. In: Anders; Edith et al. (Hrsg.), Qualitätsmanagement in der ambulanten Versorgung, 3. Überarbeitete und erweiterte Auflage, Köln: 17 – 23.

Gründung der Allianz für Gesundheitskompetenz. (2017) https://www.bundesgesundheitsministerium.de/ministerium/meldungen/2017/juni/allianz-fuer-gesundheitskompetenz/?L=0 (01.05.2018)

Hartung, Susanne; Rosenbrock, Rolf (2015a): Leitbegriffe der Gesundheitsförderung. Settingansatz/ Lebensweltansatz, Köln. https://www.leitbegriffe.bzga.de/alphabetisches-verzeichnis/settingansatz-lebensweltansatz/ (19.04.2018)

Hartung, Susanne; Rosenbrock, Rolf (2015b): Leitbegriffe der Gesundheitsförderung. Public Health Action Cycle/ Gesundheitspolitischer Aktionszyklus, Köln. https://www.leitbegriffe.bzga.de/alphabetisches-verzeichnis/public-health-action-cycle-gesundheitspolitischer-aktionszyklus/ (19.04.2018)

Hildebrandt, Kickbusch (1986): Ottawa-Charta zur Gesundheitsförderung. DDR. http://www.euro.who.int/__data/assets/pdf_file/0006/129534/Ottawa_Charter_G.pdf?u a=1 (21.04.2018)

Hirschhausen, Eckart (2013): Herr Doktor, sprechen Sie doch mit mir!. http://www.spiegel.de/gesundheit/diagnose/eckart-von-hirschhausen-so-wichtig-ist-das-arzt-patient-gespraech-a-888684.html (17.06.2018)

Hoffmann, Stefan; Müller, Stefan (2010): Vorwort. In: Hoffmann, Stefan; Müller, Stefan (Hrsg.) (2010): Gesundheitsmarketing. Gesundheitspsychologie und Prävention, Bern, S. 9 – 13.

Hoffmann, Stefan (2013): Gesundheitsmarketing, Handlungsoptionen: Marketing-Mix im Gesundheitssektor. In: Luthe, Ernst-Wilhelm (Hrsg.), Kommunale Gesundheitslandschaften, Wiesbaden, 155 – 159.

Hurrelmann, Klaus; Klotz, Theodor; Haisch, Jochen (2014): Lehrbuch Prävention und Gesundheitsförderung. 4., vollständig überarbeitete Auflage, Bern.

Institute of Medicine (2004): Health Literacy. A Presition to End Confusion, The National Academic Press, Washington D.C., https://www.researchgate.net/profile/Lynn_Nielsen-Bohl-man/publication/303697782_Health_Literacy_A_Prescription_to_End_Confusion/links/574e41d208ae8bc5d15bfda9/Health-Literacy-A-Prescription-to-End-Confusion.pdf (04.05.2018)

Inzidenz (2016): Inzidenz, Mortalität, Letalität: Was bedeuten die Begriffe? https://www.lifeline.de/medizinwissen/inzidenz-mortalitaet-letalitaet-id155140.html (26.06.2018)

Keil, U. (2006): Grundbegriffe der Epidemiologie. In: Schauer, Peter; Eckel, Heyo; Ollenschläger (Hrsg.) (2006): Zukunft sichern: Senkung der Zahl chronisch Kranker. Verwirklichung einer realistischen Utopie, Köln, S. 39 – 48.

Kickbusch; Hildebrandt (1986): Ottawa Charta zur Gesundheitsförderung. Gesundheit 21, Gesundheit für alle im 21. Jahrhundert, Kopenhagen. http://www.euro.who.int/__data/assets/pdf_file/0006/109761/EHFA5-G.pdf (21.04.2018)

Kickbusch, Ilona; Pelikan, Jürgen; Haslbeck, Jörg; Apfel, Franklin et. al. (2013): Gesundheitskompetenz. Die Fakten, Zürich.

Klemperer, David (2000): Patientenorientierung im Gesundheitssystem. Handwörterbuch Gesundheitspolitik, Bremen. http://kurse.fh-regensburg.de/kurs_20/kursdateien/P/2000Patientenorientierung.pdf (28.04.2018)

Kolbeck, Cornelia (2018): Patientendeutsch verlängert das Arztgespräch. https://www.medical-tribune.de/meinung-und-dialog/artikel/patientendeutsch-verlaengert-das-arztgespraech/ (04.05.2018)

Kreyher, Harms (2002a): Patientenorientierung: Neue Rolle des Patienten. In: Harms, Fred; Drüner, Marc (Hrsg.) (2002): Pharmamarketing. Innovationsmanagement im 21. Jahrhundert, Stuttgart. S. 208 – 209.

Kreyher, Harms (2002b): Gesundheitsmarketing. In: Harms, Fred; Drüner, Marc (Hrsg.) (2002): Pharmamarketing. Innovationsmanagement im 21. Jahrhundert, Stuttgart. S. 200 – 213.

Kreyher, Harms (2002c): Informationsorientierung und e-Health. In: Harms, Fred; Drüner, Marc (Hrsg.) (2002): Pharmamarketing. Innovationsmanagement im 21. Jahrhundert, Stuttgart. S. 200 – 213.

Kuhr, Daniela (2013): Aigner lehnt Lebensmittel-Ampel ab. http://www.sueddeutsche.de/geld/verbraucherschutzministerin-aigner-lehnt-lebensmittel-ampel-ab-1.1711159 (17.06.2018)

Kutner, Mark; Greenberg, Elizabeth; Jin, Ying; Paulsen, Christine (2006): The Health Literacy of Amercia`s Adults. Results Form the 2003 National Assessment of Adult Literacy, Washington D.C. https://nces.ed.gov/pubs2006/2006483_1.pdf (04.05.2018)

Krüger-Brand, Heike; Osterloh, Falk (2017): Elektronische Patientenakte: Viele Modelle – noch keine Strategie. https://www.aerzteblatt.de/archiv/194137/Elektronische-Patientenakte-Viele-Modelle-noch-keine-Strategie (04.05.2018)

Landeszentrum Gesundheit Nordrhein-Westfalen (2017): Der Public Health Action Cycle als. Rahmenmodell für die Gesundheitsförderung. https://www.lzg.nrw.de/ges_foerd/ quali-taet/leitfaden_selbstevaluation/grundlagen_public_health_action_cycle/in dex.htm (04.05.2018)

Lindner, Daniela (2017): E-Health in Deutschland – Konsumenten geben die Richtung vor. https://www.hiig.de/e-health-in-deutschland-konsumenten-geben-die-richtung-vor/ (08.06.2018)

Maaz, A.; Winter, M.; Kuhlmey, A. (2007): Der Wandel des Krankheitspanoramas und die Bedeutung chronischer Erkrankungen (Epidemiologie, Kosten). In: Berhard, Badura; Schellschmidt, Henner; Vetter, Christian (Hrsg.), Fehlzeiten-Report 2006, Chronische Krankheiten, Zahlen, Daten, Analysen aus allen Branchen der Wirtschaft, Heidelberg, 5 – 18.

Mai, Robert; Schwarz, Uta; Hoffmann, Stefan (2012): Gesundheitsmarketing. Schnittstelle von Marketing, Gesundheitsökonomie und Gesundheitspsychologie. In: Mai, Schwarz, Hoffmann (Hrsg.) (2012): Angewandtes Gesundheitsmarketing. Wiesbaden, S. 3 – 14.

Medline Plus1: https://medlineplus.gov/usestatistics.html#graph (26.06.2018)

Medline Plus2: https://medlineplus.gov/aboutmedlineplus.html (04.05.2018)

Meffert, Heribert; Rohn, Frederike (2011): Healthcare Marketing – Eine kritische Reflexion, St. Gallen. Marketing Review St. Gallen.

Merkel, Sebastian (2017): Umsetzungsbarrieren bei der Akzeptanz, Implementation und Verbreitung von Telecare und Telehealth – Ergebnisse einer internationalen Literaturstudie. In: Müller-Mielitz, Stefan; Lux, Thomas (Hrsg.), E-Health-Ökonomie, Wiesbaden: Springer Gabler, 117 – 125.

Müller-Mielitz, Stefan; Lux, Thomas (Hrsg.) (2017): E-Health-Ökonomie, Wiesbaden, S. 337.

Natioanles Gesundheitsportal (2018): Konzept für nationales Gesundheitsportal veröffentlicht.
https://www.aerzteblatt.de/nachrichten/89233/Konzept-fuer-nationales-Gesundheitsportal-veroeffentlicht (08.06.2018)

Nielsen-Bohlman, Lynn; Panzer, Allison; Kindig, David (2004): Health Literacy. A Prescription to End Confusion, Whasington, S. 4.

Nutbeam, Don (2000): Health Literacy as a Public Health Goal. A Challenge for Contemporary Health Education and Communication into the 21st Century, Health Promotion International

Nutbeam, Don (2008): The evolving concept of health literacy. Social Science and Medicine.

Nüssel, Egbert (2001): Der Patient von morgen. In: Kreyher, Volker J. (Hrsg), Handbuch Gesundheits- und Medizinmarketing. Chancen, Strategien und Erfolgsfaktoren, Heidelberg: R. v. Deckers Verlag, 83 – 91.

Ose, Dominik (2011): Patientenorientierung im Krankenhaus. Welchen Beitrag kann ein Patienten-Informations-Zentrum leisten. Wiesbaden.

Ottawa-Charta zur Gesundheitsförderung (1986).
http://www.euro.who.int/__data/assets/pdf_file/0006/129534/Ottawa_Charter_G.pdf (19.04.2018)

Paquet, Robert (2018): Mehr Gesundheitskompetenz durchs nationale Portal.
https://observer-gesundheit.de/mehr-gesundheitskompetenz-durchs-nationale-portal/ (08.06.2018)

Pflege (2018): Expertengruppe legt nationalem Aktionsplan Gesundheitskompetenz für Deutschland vor. https://www.pflege-wissenschaft.info/78-pflegejournal/nachrichten/7522-expertengruppe-legt-nationalen-aktionsplan-gesundheitskompetenz-fuer-deutschland-vor (08.06.2018)

Ploch, Andreas (2018): Das Kassenhonorar der Hausärzte. https://www.hausärzte mangel.info/hausärztemangel/honorar-der-hausärzte/ (17.06.2018)

Pressemitteilung (2018): Natioanler Aktionsplan Gesundheitskompetenz. Experten aus Wissenschaft und Praxis fordern umfassende Strategie. school.org/fileadmin/4_Debate/Debate_Photos_Downloads/2018/2018-02-19_NAP_press_release/Press_release_for_download.pdf (08.06.2018)

Prävalenz (2016): Prävalenz: Wichtige Kennzahl in der Epidemiologie. https://www.lifeline.de/medizinwissen/praevalenz-id155093.html (26.06.2018)

Präventionsgesetz (2017): Bundesministerium für Gesundheit. Präventionsgesetzt. Die wesentlichen Inhalte des Präventionsgesetztes. https://www.bundesgesundheitsministerium.de/service/begriffe-von-a-z/p/praeventionsgesetz/?L=0 (24.04.2018)

Reineke, Wolfgang; Gollub, Wolfgang; Schunk, Claudia (1997): Gesundheitskommunikation. Gesundheitsförderung und Gesundheitskommunikation, Heidelberg; Köln; Düsseldorf.

Rosenbrock, Hartung (2015): Leitbegriffe der Gesundheitsförderung. Public Health Action Cycle/ Gesundheitspolitischer Aktionszyklus, Köln, https://www.leitbegriffe.bzga.de/alphabetisches-verzeichnis/public-health-action-cycle-gesundheitspolitischer-aktionszyklus/ (19.04.2018)

Saß, Anke-Christine (2015): Wie steht es um Prävention und Gesundheitsförderung. In: Gesundheit in Deutschland. Robert Koch-Institut, Berlin, https://www.rki.de/DE/Content/Gesundheitsmonitoring/Gesundheitsberichterstattung/GBEDownloadsGiD/2015/04_gesundheit_in_deutschland.pdf?_blob=publicationFile (24.04.2018)

Schaeffer, Doris; Vogt, Dominique; Berens, Eva-Maria; Hurrelmann, Klaus (2016): Gesundheitskompetenz in der Bevölkerung. Ergebnisbericht, Gesundheitskompetenz in Deutschland, Bielefeld. http://www.uni-bielefeld.de/gesundhw/ag6/downloads/Ergebnisbericht_HLS-GER.pdf (26.06.2018)

Schaeffer, Doris; Vogt, Dominique; Berens, Eva-Maria (2017): Gesundheitskompetenz der Bevölkerung in Deutschland. Die HLS-GER Studie und ihre Relevanz für die Logopädie, Bielefeld. http://www.uni-bielefeld.de/gesundhw/ag6/downloads/hls- ger_logopaedie.pdf (28.06.2018)

Schaeffer, Doris; Hurrelmann, Klaus; Bauer, Ullrich; Kolpatzik, Kai (Hrsg.) (2018): Nationaler Aktionsplan Gesundheitskompetenz. Die Gesundheitskompetenz in Deutschland stärken, Berlin. http://www.nap-gesundheitskompetenz.de/me dia/com_form2content/documents/c10/a1206/f41/Nationaler%20Aktio nsplan%20Gesundheitskompetenz.pdf (28.06.2018)

Schempp, Nadine; Strippel, Harald (2016): Präventionsbericht 2017. Leistungen der gesetzlichen Krankenversicehrung: Primärprävention und Gesundheitsförderung Berichtsjahr 2016, Berlin. https://www.gkvspitzenverband.de/media/dokumente/krankenversiche rung_1/praevention_selbsthilfe_beratung/praevention/praeventionsber icht/2017_GKV_MDS_Praeventionsbericht.pdf (24.04.2018)

Scholz, Stefanie; Roth, Nils (2017): Determinanten der E-Health Akzeptanz bei Verbrauchern. In: Müller-Mielitz, Stefan; Lux Thomas (Hrsg.), E-Health-Ökonomie, Wiesbaden: Springer Gabler, 333 – 359.

Soellner, Renate; Huber, Stefan; Lenartz, Norbert; Rudinger, Georg (2009): Gesundheitskompetenz - Ein vielschichtiger Begriff. Zeitschrift für Gesundheitspsycholo gie. Göttingen; Berlin; Bonn, 105 – 113.

Sozialgesetzbuch Fünftes Buch Gesetzliche Krankenversicherung (2017), www.sozialgesetzbuch-sgb.de/sgbv/20.html (19.04.2018)

Spiegel (2017): Ärzte haben nur wenige Minuten pro Patient. http://www.spiegel.de/gesundheit/diagnose/aerzte-haben-laut-weltweiter-analyse- nur-wenige-minuten-pro-patient-a-1176897.html (17.06.2018)

Stada (2014): Stada Gesundheitsreport 2014.
https://www.stada.de/fileadmin/user_upload/A_stada.de/4_Service_Ges
undheit/03_Alles_Gute-Initiative/2014/2014_STADA-
Gesundheitsreport.pdf (17.06.2018)

Stada (2015): Stada Gesundheitsreport 2015.
https://www.stada.de/fileadmin/user_upload/A_stada.de/4_Service_Ges
undheit/03_Alles_Gute-Initiative/stada-gesundheitsreport-2015.pdf
(17.06.2018)

Stada (2016): Stada Gesundheitsreport 2016.
https://www.stada.de/fileadmin/user_upload/A_stada.de/4_Service_Ges
undheit/03Alles_Gute-Initiative/2016/
STADA_Gesundheitsreport_2016.pdf (17.06.2018)

Stada (2017): Stada Gesundheitsreport 2017
https://www.stada.de/fileadmin/user_upload/A_stada.de/4_Service_Ges
undheit/03_Alles_Gute-Initiative/2017/
STADA_Gesundheitsreport_2017.pdf (17.06.2018)

Steinbach, Herlinde (2007): Gesundheitsförderung, Ein Lerbuch für die Pflege-
und Gesundheitsberufe, 2., Auflage, Wien.

Vorstellung des Nationalen Aktionsplans Gesundheitskompetenz
https://www.bundesgesundheitsministerium.de/ministerium/meldunge
n/20181/februar/nationaler-aktionsplans-gesundheitskompetenz/?L=0
(01.05.2018)

Walensi, Mikolaj (2012): Patientenorientierung.
http://flexikon.doccheck.com/de/Patientenorientierung (08.06.2018).

Weltgesundheitsorganisation (1998): Gesundheit 21. Gesundheit für alle im 21.
Jahrhundert, Kopenhagen,
www.euro.who.int/__data/assets/pdf_file/0006/109761/EHFA5-G.pdf
(19.04.2018)

WHO (1946): Constitution of the world health organization. New York.
http://www.who.int/governance/eb/who_constitution_en.pdf

WHO (1998): Health Promotion Glossary (Glossar Gesundheitsförderung).
http://www.who.int/healthpromotion/about/HPR%20Glossary%20199
8.pdf?ua=1 (21.04.2018)

WHO (2000): Health promotion. Report by the Secretariat. Executive Boar,
http://apps.who.int/iris/bitstream/handle/10665/78644/ee4.pdf?seque
nce=1&isAllowed=y (04.05.2018)

Willig, Hans-Peter (2013): Thema der Biologie. Weitere Definitionen,
https://www.biologie-seite.de/Biologie/Gesundheit (16.04.2018)

Wolf, Tanja (2016): Was darf's denn Kosten?.
http://www.faz.net/aktuell/wissen/arzthonorare-was-darf-s-denn-
kosten-14017748.html?printPagedArticle=true#pageIndex_0
(17.06.2018)

Abbildungen

Abbildung 1: Soellner, Renate; Huber, Stefan; Lenartz, Norbert; Rudinger, Georg
(2009): Gesundheitskompetenz - Ein vielschichtiger Begriff. Zeitschrift für
Gesundheitspsychologie. Göttingen; Berlin; Bonn, S. 107

Abbildung 2: Steinbach, Herlinde (2007): Gesundheitsförderung, Ein Lerbuch
für die Pflege- und Gesundheitsberufe, 2., Auflage, Wien: Facultas-WUV.

Abbildung 3: Hartung, Susanne; Rosenbrock, Rolf (2015a): Leitbegriffe der Gesundheitsförderung. Settingansatz/ Lebensweltansatz, Köln.
https://www.leit begriffe.bzga.de/alphabetisches-
verzeichnis/settingansatz-lebensweltansatz/ (19.04.2018)

Abbildung 4: Hartung, Susanne; Rosenbrock, Rolf (2015a): Leitbegriffe der Gesundheitsförderung. Public Health Action Cycle/ Gesundheitspolitischer
Aktionszyklus, Köln. https://www.leitbegriffe.bzga.de/alphabetisches-
verzeichnis/public-health-action-cycle-gesundheitspolitischer-
aktionszyklus/ (19.04.2018)

Abbildung 5: Hartung, Susanne; Rosenbrock, Rolf (2015b): Leitbegriffe der Gesundheitsförderung. Settingansatz/ Lebensweltansatz, Köln.
https://www.leitbegriffe.bzga.de/alphabetisches-
verzeichnis/settingansatz- lebensweltansatz/ (19.04.2018)

Abbildung 6: Aerzteblatt (2017): Gesundheitskompetenz der Bevölkerung in
Deutschland, https://www.aerzteblatt.de/callback/image.asp?id=79006
(21.04.2018)

Abbildung 7: Spiegel (2017): Ärzte haben nur wenige Minuten pro Patient. http://www.spiegel.de/gesundheit/diagnose/aerzte-haben-laut-weltweiter-analyse-nur-wenige-minuten-pro-patient-a-1176897.html (17.06.2018)

Abbildung 8: Sklenak, Stephanie o.J.: Marketing für Dienstlungen – aus 4 wird 7. https://www.marketingimpott.de/blog/marketing-fuer-dienstleistungen-aus-4-wird-7/ (04.05.2018)

Abbildung 9: Bonfadelli, Heinz; Friemel, Thomas (2010): Kommunikationskampagnen im Gesundheitsbereich. Grundlagen und Anwendungen, 2., völlig überarbeitete und erweiterte Auflage, Konstanz.

Abbildung 10: Allianz für Gesundheitskompetenz (2017): Gründung der Allianz für Gesundheitskompetenz. https://www.bundesgesundheitsministerium.de/ministerium/meldunge n/2017/juni/allianz-fuer-gesundheitskompetenz.html (08.06.2018)

Abbildung 11: Schaeffer, Doris; Hurrelmann, Klaus; Bauer, Ullrich; Kolpatzik, Kai (Hrsg.) (2018): Nationaler Aktionsplan Gesundheitskompetenz. Die Gesundheitskompetenz in Deutschland stärken, Berlin, S.26.

Abbildung 12: Aerzteblatt (2017): Gesundheitskompetenz der Bevölkerung in Deutschland, https://www.aerzteblatt.de/callback/image.asp?id=79006 (21.04.2018)

Abbildung 13: Schaeffer, Doris; Hurrelmann, Klaus; Bauer, Ullrich; Kolpatzik, Kai (Hrsg.) (2018): Nationaler Aktionsplan Gesundheitskompetenz. Die Gesundheitskompetenz in Deutschland stärken, Berlin, S.26.

Abbildung 14: Schaeffer, Doris; Hurrelmann, Klaus; Bauer, Ullrich; Kolpatzik, Kai (Hrsg.) (2018): Nationaler Aktionsplan Gesundheitskompetenz. Die Gesundheitskompetenz in Deutschland stärken, Berlin, S.26.

Anhang

Prozentsätze der Antwortkategorien des Health Literacy Fragebogens[1] für die Gesamtstichprobe des deutschen Health Literacy Survey[2]

Item	Wie einfach/schwierig ist es…	sehr schwierig %	ziemlich schwierig %	ziemlich einfach %	sehr einfach %	weiß nicht %
1	Informationen über Krankheitssymptome, die Sie betreffen, zu finden?	0,8	18,2	58,2	21,5	1,4
2	Informationen über Therapien für Krankheiten, die Sie betreffen, zu finden?	2,1	25,0	50,6	19,3	3,0
3	herauszufinden, was im Fall eines medizinischen Notfalls zu tun ist?	1,5	16,7	47,3	33,1	1,3
4	herauszufinden, wo Sie professionelle Hilfe erhalten, wenn Sie krank sind?	1,1	12,7	50,0	35,4	0,7
5	zu verstehen, was Ihr Arzt Ihnen sagt?	0,5	9,1	58,0	32,2	0,3
6	die Packungsbeilagen/Beipackzettel Ihrer Medikamente zu verstehen?	6,9	30,1	40,8	21,6	0,7
7	zu verstehen, was in einem medizinischen Notfall zu tun ist?	1,6	20,3	49,6	27,1	1,5
8	die Anweisungen Ihres Arztes oder Apothekers zur Einnahme der verschriebenen Medikamente zu verstehen?	0,7	8,4	52,9	37,7	0,3
9	zu beurteilen, inwieweit Informationen Ihres Arztes auf Sie zutreffen?	0,7	13,5	61,6	22,2	2,0
10	Vor- und Nachteile von verschiedenen Behandlungsmöglichkeiten zu beurteilen?	4,0	39,4	39,4	14,7	2,5
11	zu beurteilen, wann Sie eine zweite Meinung von einem anderen Arzt einholen sollten?	5,7	35,7	41,2	15,0	2,4
12	zu beurteilen, ob Informationen über eine Krankheit in den Medien vertrauenswürdig sind?	9,3	38,5	37,5	11,7	3,0
13	mit Hilfe der Informationen, die Ihnen der Arzt gibt, Entscheidungen bezüglich Ihrer Krankheit zu treffen?	0,7	21,6	56,9	18,6	2,2
14	den Anweisungen für die Einnahme von Medikamenten zu folgen?	0,6	8,1	50,5	40,7	0,1
15	im Notfall einen Krankenwagen zu rufen?	0,4	5,0	35,1	58,8	0,7
16	den Anweisungen Ihres Arztes oder Apothekers zu folgen?	0,3	6,7	47,9	44,7	0,4
17	Informationen über Unterstützungsmöglichkeiten bei ungesundem Verhalten, wie Rauchen, wenig Bewegung oder zu hohem Alkoholkonsum, zu finden?	1,4	14,8	53,9	25,6	4,4
18	Informationen über Unterstützungsmöglichkeiten bei psychischen Problemen, wie Stress oder Depression, zu finden?	7,8	34,1	37,5	12,4	8,3
19	Informationen über empfohlene Impfungen und Vorsorgeuntersuchungen zu finden?	1,4	16,8	54,9	24,8	2,2
20	Informationen darüber zu finden, wie man bestimmte Gesundheitsrisiken vermeiden oder damit umgehen kann, wie Übergewicht, hoher Blutdruck oder hoher Cholesterinspiegel?	2,3	15,3	58,1	22,6	1,7
21	Gesundheitswarnungen vor Verhaltensweisen wie Rauchen, wenig Bewegung oder übermäßigem Trinken zu verstehen?	0,3	7,6	53,4	38,0	0,8
22	zu verstehen, warum Sie Impfungen brauchen?	1,8	16,0	49,1	32,2	0,9
23	zu verstehen, warum Sie Vorsorgeuntersuchungen brauchen?	1,2	11,7	52,9	33,6	0,7
24	zu beurteilen, wie vertrauenswürdig Gesundheitswarnungen sind, z. B. Warnungen vor Rauchen, wenig Bewegung oder übermäßigem Trinken?	1,0	12,9	52,9	31,1	2,1
25	zu beurteilen, wann Sie einen Arzt aufsuchen sollten, um sich untersuchen zu lassen?	1,2	13,8	50,9	33,4	0,8

26	zu beurteilen, welche Impfungen Sie eventuell brauchen?	3,3	27,6	47,4	20,4	1,2
27	zu beurteilen, welche Vorsorgeuntersuchungen Sie durchführen lassen sollten?	2,0	20,9	51,1	24,8	1,3
28	zu beurteilen, ob die Informationen über Gesundheitsrisiken in den Medien vertrauenswürdig sind?	8,2	36,1	40,2	12,7	2,7
29	zu entscheiden, ob Sie sich gegen Grippe impfen lassen sollten?	3,5	21,1	43,9	29,9	1,6
30	aufgrund von Ratschlägen von Familie und Freunden zu entscheiden, wie Sie sich vor Krankheiten schützen können?	3,0	22,9	46,0	25,8	2,3
31	aufgrund von Informationen aus den Medien zu entscheiden, wie Sie sich vor Krankheiten schützen können?	5,1	29,5	47,6	14,8*	2,9
32	Informationen über gesundheitsfördernde Verhaltensweisen, wie Bewegung und gesunde Ernährung, zu finden?	1,2	13,1	55,5	29,0	1,2
33	Informationen über Verhaltensweisen zu finden, die gut für Ihr psychisches Wohlbefinden sind?	2,7	20,8	51,4	22,4	2,7
34	Informationen zu finden, wie Ihre Wohnumgebung gesundheitsförderlicher werden könnte?	9,0	34,1	38,9	12,9	5,1
35	etwas über politische Veränderungen herauszufinden, die Auswirkungen auf die Gesundheit haben könnten?	12,8	42,0	30,5	10,3	4,4
36	sich über Angebote zur Gesundheitsförderung am Arbeitsplatz, in der Schule oder Kommune/Gemeinde zu informieren?	8,1	30,9	40,0	13,9	7,1
37	Gesundheitsratschläge von Familienmitgliedern oder Freunden zu verstehen?	0,7	11,1	53,1	33,8	1,2
38	Angaben auf Lebensmittelverpackungen zu verstehen?	11,0	33,6	38,7	15,3	1,4
39	Informationen in den Medien darüber, wie Sie Ihren Gesundheitszustand verbessern können, zu verstehen?	4,1	23,2	54,6	15,9	2,2
40	Informationen darüber, wie Sie psychisch gesund bleiben können, zu verstehen?	6,4	29,9	46,3	12,8	4,5
41	zu beurteilen, wie sich Ihre Wohnumgebung auf Ihre Gesundheit und Ihr Wohlbefinden auswirkt?	5,7	24,2	47,9	19,7	2,5
42	zu beurteilen, wie Ihre Wohnverhältnisse dazu beitragen, dass Sie gesund bleiben?	5,4	24,4	47,8	20,1	2,3
43	zu beurteilen, welche Alltagsgewohnheiten mit Ihrer Gesundheit zusammenhängen?	1,4	13,4	57,1	27,7	0,5
44	Entscheidungen zu treffen, die Ihre Gesundheit verbessern?	1,0	20,2	52,9	25,2	0,7
45	einem Sportverein beizutreten oder einen Sportkurs zu belegen, wenn Sie das wollen?	4,0	13,2	36,5	44,0	2,4
46	Ihre Lebensverhältnisse, die Auswirkungen auf Ihre Gesundheit und Ihr Wohlbefinden haben, zu beeinflussen?	2,1	20,0	50,2	27,1	0,6
47	sich für Aktivitäten einzusetzen, die Gesundheit und Wohlbefinden in Ihrer Umgebung verbessern?	6,7	32,7	40,7	16,1	3,8
	durchschnittliche Prozentwerte für alle 47 Fragen	3,5	21,2	48,1	25,2	3,5

*¹ HLS-EU-Q47, The European Health Literacy Survey Questionnaire
*² HLS-GER, deutscher Health Literacy Survey; n ~ 2 000

Abbildung 12: HLS-EU-Q47
(Aerzteblatt 2017)

Handlungsfelder	Empfehlungen
Die Gesundheitskompetenz in allen Lebenswelten fördern	1. Das Erziehungs- und Bildungssystem in die Lage versetzen, die Förderung von Gesundheitskompetenz so früh wie möglich im Lebenslauf zu beginnen 2. Die Gesundheitskompetenz im Beruf und am Arbeitsplatz fördern 3. Die Gesundheitskompetenz im Umgang mit Konsum- und Ernährungsangeboten stärken 4. Den Umgang mit Gesundheitsinformationen in den Medien erleichtern 5. Die Kommunen befähigen, in den Wohnumfeldern die Gesundheitskompetenz ihrer Bewohner zu stärken
Das Gesundheitssystem nutzerfreundlich und gesundheitskompetent gestalten	6. Gesundheitskompetenz als Standard auf allen Ebenen im Gesundheitssystem verankern 7. Die Navigation im Gesundheitssystem erleichtern, Transparenz erhöhen und administrative Hürden abbauen 8. Die Kommunikation zwischen den Gesundheitsprofessionen und Nutzern verständlich und wirksam gestalten 9. Gesundheitsinformationen nutzerfreundlich gestalten 10. Die Partizipation von Patienten erleichtern und stärken
Gesundheitskompetent mit chronischer Erkrankung leben	11. Gesundheitskompetenz in die Versorgung von Menschen mit chronischer Erkrankung integrieren 12. Einen gesundheitskompetenten Umgang mit dem Krankheitsgeschehen und seinen Folgen ermöglichen und unterstützen 13. Fähigkeit zum Selbstmanagement von Menschen mit chronischer Erkrankung und ihren Familien stärken 14. Gesundheitskompetenz zur Bewältigung des Alltags mit chronischer Erkrankung fördern
Gesundheitskompetenz systematisch erforschen	15. Die Forschung zur Gesundheitskompetenz ausbauen

Abbildung 13: Empfehlungen und Handlungsfelder des Aktionsplans (Schaeffer et al. 2018, eigene Darstellung)

Handlungsfeld	Beteiligte Akteure
Die Gesundheitskompetenz in allen Lebenswelten fördern	• Staatliche Institutionen und Gesetzgeber • Träger von Kindertagesstätten, Schulen, Einrichtungen der Erwachsenenbildung und anderen Bildungseinrichtungen sowie die in diesen Einrichtungen tätigen Professionen • Gemeinnützige und gewerbliche Unternehmen und Betriebe • Verbände der Freien Wohlfahrtspflege • Vereine • Selbsthilfegruppen • Kommunen • Medien • Journalisten • Bundeszentrale für gesundheitliche Aufklärung (BZgA)
Das Gesundheitssystem nutzerfreundlich und gesundheitskompetent gestalten	• Gesetzgeber und die Vertreter der Politik • Fachverbände, Hochschulen, Länder, Aus- und Weiterbildungseinrichtungen • Träger von Gesundheitseinrichtungen • Krankenkassen • Gesundheitseinrichtungen, zum Beispiel Krankenhäuser, Arztpraxen, Physio-, Ergotherapiepraxen, Logopädiepraxen, Pflegeeinrichtungen • Angehörige der Gesundheitsberufe • Selbsthilfegruppen und Patientenorganisationen • Patienten • Peers, soziales Umfeld, Familie, Angehörige
Gesundheitskompetent mit chronischer Erkrankung leben	• Vertreter der Politik, zum Beispiel Gesundheitsministerien, Kultusministerien, Kommunen, Bundesländer • Akteure der Selbstverwaltung • Allianz für Gesundheitskompetenz • Nationale Koordinierungsstelle für Gesundheitskompetenz • Angehörige der Gesundheitsberufe • Aus-, Fort- und Weiterbildungseinrichtungen, Volkshochschulen • Träger der Einrichtungen im Gesundheitswesen und Einrichtungen der Akutversorgung, Langzeitversorgung und der Pflege • Selbsthilfegruppen und Patientenorganisationen • Patienten • Peers, soziales Umfeld, Familie, Angehörige
Gesundheitskompetenz systematisch erforschen	• Forschungsförderer und Stiftungen • Wissenschaftsministerien • Wissenschaftliche Einrichtungen • Wissenschaftler • Akteure aus der Praxis und Politik

Abbildung 14: Beteiligte Akteure des Aktionsplans
(vgl. Schaeffer et al. 2018, eigene Darstellung)